ホップ・ステップ・パーフェクト！

輸液
はじめてBOOK

輸液の組成がわかる！
基本手技＆観察に自信がつく！

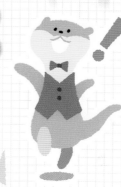

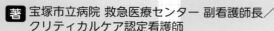

著 宝塚市立病院 救急医療センター 副看護師長／
クリティカルケア認定看護師

中田徹朗

神戸市立西神戸医療センター 看護部 主任／
救急看護認定看護師

瀧澤紘輝

MC メディカ出版

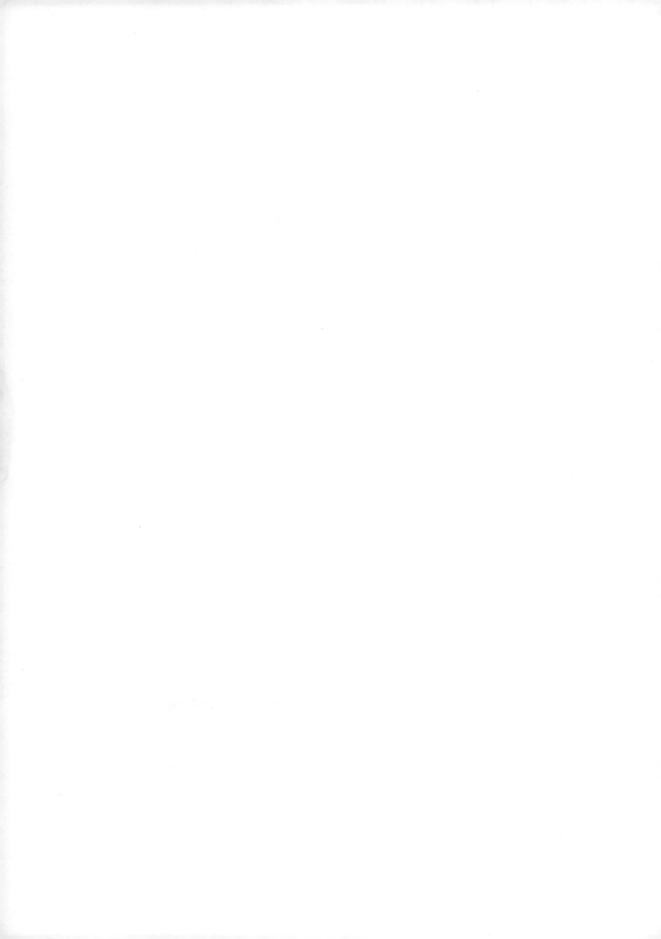

はじめに

　数多くの書籍があるなかで、この本を手にとっていただきありがとうございます。

　本書は、学生さんや経験が浅い看護師さん、また後輩の指導に携わっておられる先輩看護師さんなどに向けて書きました。

　普段、皆さんは、医師から「あの患者さん、点滴しておいて！」と指示があり、「はい。わかりました！」と、患者さんに針を留置したうえで薬剤を投与していると思います。

　本当によくある光景だと思います。そのとき皆さんは、輸液が体内に入る生理学的なことや薬剤の効果、針を患者さんに刺すことによって起こる合併症、また病態によって必要とされる薬剤が異なることについてゆっくりと考えていますか？

　私は、若いとき、はっきり言って毎回そこまで考えることはできていませんでした。輸液や体の生理学的、解剖学的な知識がなく、電解質についても苦手であり、まったく理解できていなかったからです。しかし、勉強をしていくなかで、輸液を知るためには、体のことや電解質のこと、そして疾患のことを理解するのが本当に大事だと気づきました。

　いまは特定行為研修を修了すれば、輸液製剤の選択や調整などを指示書に従い行うこともできるようになりました。看護師がアセスメントを行ったうえで判断し、そのアセスメントと判断を医師に伝えることが、以前よりも看護師に期待されています。私は、もちろん特定行為研修を修了した看護師だけではなく、看護師の皆さん全員がアセスメントを行ったうえで医師に伝えられるようになる必要があると思います。

　「たかが輸液…。されど輸液！」です。患者さんの疾患に合わせてどのような効果が期待されるか、またどのような合併症があるかを皆さんにぜひ知ってほしいと思い、私が若いときに苦手だったときのことも振り返りながら、できるだけわかりやすくイラストとともに説明しています。ぜひ、本書を読んでいただき、「輸液」のことを疾患に合わせて考えながら行えるようになるなど、日々の看護に役に立つことを願っています。

　最後に、本書を制作するにあたり尽力いただきましたメディカ出版の編集者の方々をはじめ、ご支援いただいた関係者の方々に心より感謝いたします。

　2024年1月

中田徹朗・瀧澤紘輝

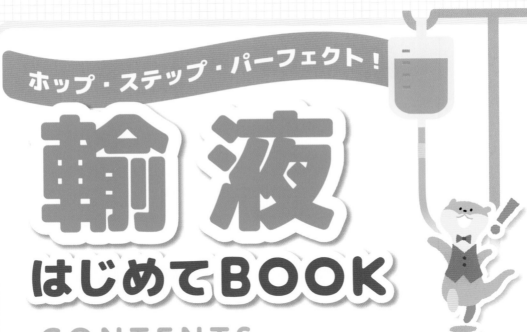

CONTENTS

第3章 手技編

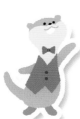

第4章 自信がつく対応と注意点を押さえよう!

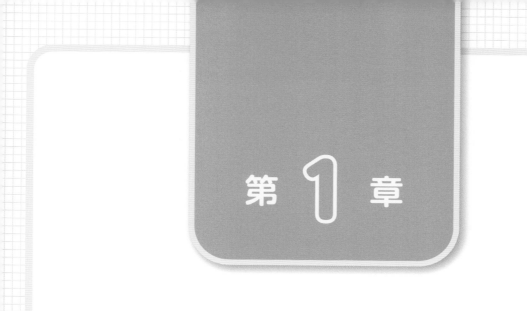

第 1 章

理論編

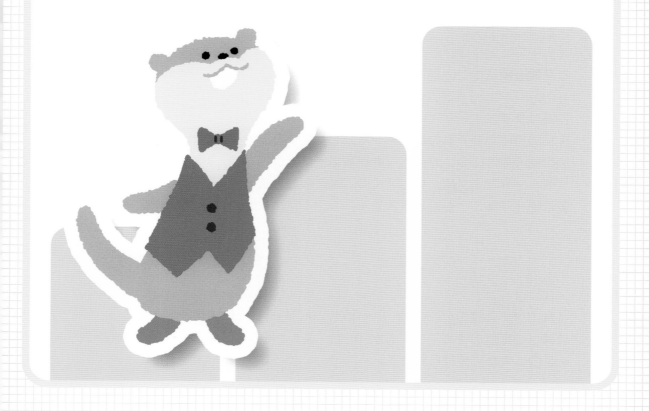

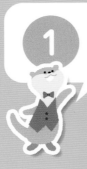

1 輸液に必要な基本知識とIN/OUTバランスを押さえよう！

輸液を行ううえでまず押さえておきたいのが、体液の分類・量とIN/OUTバランスです。人体における水分（体液）がどのような分布になっているか、またどのように人体を出入りしているかを知って、輸液を行う際の背景となる知識を学びましょう。

Point

→ 人体の60%は水分（体液）でできています。

→ 体重60kgの成人男性の体液分布を覚えておくと、臨床で役立ちます。

→ IN/OUT バランスでは、代謝水として体内に入ってくる水分も考慮しましょう。

輸液とは？

- 輸液とは、輸液という字のごとく、液体を体の中に運ぶことです。
- 体の中の「足りないもの」を輸液を用いて補うことを**輸液療法**といいます。
- 「足りないもの」には、**電解質や水分、栄養**などがあります。
- 生命維持に必要である電解質や水分を補充するための輸液療法について、まずは理解しましょう。
- ビタミンやアミノ酸、たんぱく質、脂質などの栄養を補充することも輸液療法です。

> 臨床で毎日管理しなければいけない輸液。「とりあえず、輸液」と思わず、基本的な解剖生理をしっかりと学んで臨床に生かしましょう。

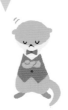

体液の分類・量

- 人体では、体重の60%が水分（体液）で占められています。
- 体液は、細胞の中に存在する水（細胞内液）と細胞の外に存在する水（細胞外液）の2つに大きく分けられます。

- 体液（60％）の内訳は、細胞内液 40％、細胞外液 20％となります。

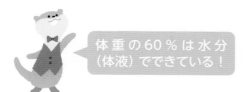

体重の60％は水分（体液）でできている！

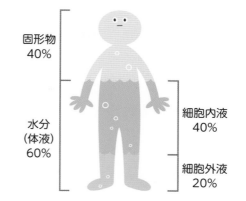

固形物 40%

水分（体液）60%

細胞内液 40%

細胞外液 20%

細胞外液と細胞内液

☑ 細胞外液

- 体内の20％を占める細胞外液とは、細胞の外にある水のことです。
- 具体的には、細胞と細胞の間に存在する細胞間の水分（間質液）、血管内にある血液とリンパ管を流れるリンパ液（血漿など）を指します。
- 細胞外液の内訳としては、間質液は体重の15％、血漿は体重の5％です。

☑ 細胞内液

- 体内の40％を占める細胞内液は、文字どおり、細胞内にある水分のことです。

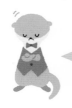

体内のほとんどの水分は細胞内にあって、血液量などはほんのわずかしかありません。

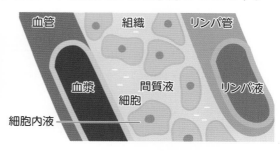

血管　組織　リンパ管

血漿　間質液　リンパ液
細胞
細胞内液

体重60kgの成人男性の体液分布は？

体液	60kgの60％→36L
細胞内液	60kgの40％→24L
細胞外液	60kgの20％→12L
間質液	60kgの15％→9L
血漿	60kgの 5％→3L

体内 60%

細胞内 40%

細胞外 20%

—— 間質15%
—— 血漿5%

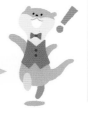

体重60kgの成人男性の体液分布を知っておくと、臨床にも応用できます。ぜひ覚えてください！

- 人体全体の水分量は年齢とともに減少していきますが、加齢に伴う自然なバランスでの変化です。
- 女性の場合は、体液量が男性より約5％程度少ないですが、臨床の現場では気にするほどのことではありません。

> テレビドラマにあるような「先生！ 出血が止まりません！ 2ℓ、出ています！」というセリフは、2ℓの血液（血漿）が出ていることを意味しています。……本当に危険な状態ということがよくわかりますね。

IN/OUT バランス

☑ 水分出納

- 人体における水分の出入りを「水分出納」といいます。
- IN/OUTバランスは、水分出納（体内に入る水分〔IN〕と体外に出る水分〔OUT〕）のバランスのことです。
- IN/OUTバランスは、ほぼ等しくなるように保たれています。
- 患者さんのIN/OUTバランスを保つためには、水分摂取量が1日の排泄量を下回らないように観察する必要があります。

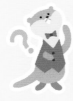

輸液が必要になるときって？
- 体内の水分が不足した場合に、口から水分を補うことが難しいときに輸液を行います。
- 血管内に輸液製剤を投与することによって、細胞1個ずつに水分や栄養を補給することができます。

☑ 代謝水

- 体内でつくられる水分として忘れてはいけないのは、「代謝水」です。

> 人体は酸素を燃焼させることで、エネルギーをつくっています。酸素が燃焼するきに、二酸化炭素とともにできる水のことを代謝水といいます。

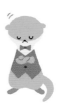

☑ 排泄（尿・便）、発汗、不感蒸泄

- 体外に出ていく水分としては、排泄（尿と便）、発汗、不感蒸泄（発汗以外の皮膚・呼気からの水分喪失）によるものがあります。
- 発熱や体への侵襲があれば、不感蒸泄は増加します。

体重60kgの場合のIN／OUTバランスは？

IN/OUTバランス

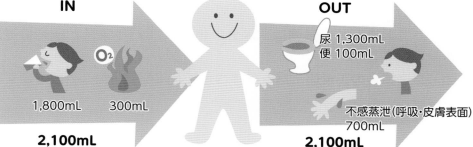

IN
1,800mL　300mL
2,100mL

OUT
尿 1,300mL
便 100mL
不感蒸泄（呼吸・皮膚表面）
700mL
2,100mL

体内に入ってくる水分

- 体重60kgの場合だと、口からの水分摂取量として1日1,800mLは必要です。
- 代謝水は、300mL/日程度つくられます。
- 1日に経口摂取する1,800mLと代謝水300mLを合わせると、2,100mLの水分が体内に入ってきます。

体外に出ていく水分

- 体重60kgの場合だと、尿は1,300mL、便は下痢でなければ100mL程度です。
- 不感蒸泄は、呼吸時や体表などから700mL/日程度排出されます。
- 排泄（尿・便）と不感蒸泄を合わせて、2,100mL程度の水分が体外へ出ていきます。

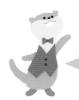

水分は食べ物にももちろん含まれています。

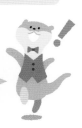

IN/OUTバランスは、ほぼ等しくなるように保たれています。

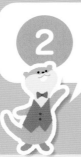

2 栄養素、電解質組成、酸塩基平衡の基本を理解しよう！

輸液では、水分や電解質、栄養素の補給を行います。栄養素や電解質組成のことを知り、臨床の現場で必要な酸塩基平衡の考え方についてもしっかりと理解しましょう。

Point

➡ 輸液は水分や電解質、栄養の補給で行われるため、組成の理解が重要です。

➡ 1日のエネルギー必要量は、水分のIN/OUTバランスと一緒に覚えましょう！

➡ 血液ガス検査の正常値と意味を押さえて、酸塩基平衡を評価します。

栄養素

● 輸液は、水分や電解質のほか、たんぱく質、糖質、脂質、ミネラル、ビタミンなどの栄養を補給するために行われます。

☑ 五大栄養素

● 人間が体の機能を維持するためには、適切な**栄養と水分**が必要です。

● 栄養を管理するうえで基本となるのは、**五大栄養素**です。

● 五大栄養素のなかでもたんぱく質、糖質、脂質は、**エネルギー産生栄養素**（三大栄養素）といわれています。

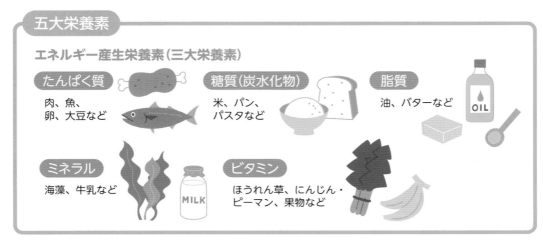

五大栄養素

エネルギー産生栄養素（三大栄養素）

たんぱく質
肉、魚、卵、大豆など

糖質（炭水化物）
米、パン、パスタなど

脂質
油、バターなど

ミネラル
海藻、牛乳など

ビタミン
ほうれん草、にんじん・ピーマン、果物など

☑ 1日のエネルギー必要量

> ### 1日のエネルギー必要量（kcal）：25～30 kcal/kg/日
>
> 三大栄養素のエネルギー
> ・たんぱく質＝ 4 kcal/g
> ・炭水化物＝4 kcal/ g
> ・脂質＝9 kcal / g

- 人間のエネルギーは、たんぱく質と炭水化物と脂質から摂取します。
- たんぱく質、炭水化物、脂質では、1gあたりのエネルギーは異なります。

> 1日のエネルギー必要量を水分のIN/OUTバランスと併せて、覚えておきましょう！ 輸液管理では、栄養補給もとても重要です。

電解質組成

- 電解質を知るためには、五大栄養素のひとつであるミネラルについて理解する必要があります。
- ミネラルは体の組織を構成する働きがあり、ミネラルのうち水に溶けることで電気を通すものを**電解質**といいます。
- 人間の体にはたくさんの電解質があり、多すぎても少なすぎても細胞機能を維持できなくなります。

> 輸液は電解質を補給するためにも行われます。難しいかもしれませんが、電解質組成は輸液を行ううえでとても重要な内容です。しっかり理解しておきましょう。

☑ 体内にある電解質

- 体内にある電解質は、**陽イオンと陰イオン**に分けられます。
- それぞれの電解質は、体内におけるさまざまな**役割・働き**を担っています。

Na⁺
（ナトリウム）
・体の水分量や浸透圧の
　調整
・神経伝達、筋肉の収縮

Ca²⁺
（カルシウム）
・神経の伝達
・心臓や筋肉の収縮
・骨や歯をつくる

K⁺
（カリウム）
・神経伝達
・筋肉や心臓の収縮
　など

Mg²⁺
（マグネシウム）
・筋肉の収縮
・骨や歯をつくる
・酵素

主な陰イオン

Cl⁻
（クロール）
・水分量や浸透圧の調整
・胃酸の生成

HCO₃⁻
（重炭酸）
・過剰なH^+を取り除く
・酸を中和させる

P⁻
（リン）
・骨や歯をつくる
・ATPの産生に関与
・赤血球の酸素運搬機能改善

※ATP：アデノシン三リン酸(adenosine triphosphate)

体内にある電解質の役割・働きについても、
しっかりと押さえておこう！

☑ 細胞内と細胞外（間質・血管）の電解質組成

● 細胞内はK^+が多く、細胞外（間質と血管）はNa^+とCl^-が多く分布しています。

● それぞれの電解質の分布が崩れると、細胞の維持ができなくなります。

細胞内（40％）
Na^+：13
K^+：140
Ca^{2+}：$1×10^{-4}$
Mg^{2+}：7.0
Cl^-：3
HCO_3^-：10
SO_4^{2-}：－
P：107
たんぱく質：40
有機酸：－

間質（15％）
Na^+：145.3
K^+：4.7
Ca^{2+}：2.8
Mg^{2+}：1.0
Cl^-：114
HCO_3^-：6.5
SO_4^{2-}：1.2
P：2.3
たんぱく質：9
有機酸：5.6

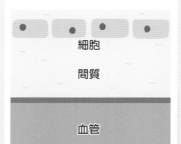
細胞
間質
血管

血管（5％）
Na^+：140
K^+：4.5
Ca^{2+}：5.0
Mg^{2+}：1.7
Cl^-：104
HCO_3^-：24
SO_4^{2-}：1
P：2
たんぱく質：14
有機酸：5

※数値：水1Lあたりの当量濃度(mEq/L)、（　）内の割合：体内分布。

※細胞内液でたんぱく質などに結合したものを含めた総濃度を
　示す。遊離イオン濃度については、Ca^{2+}は$2×10^{-4}$mEq/L、
　Mg^{2+}は1mEq/Lとしている※。
出典：越川昭三. 輸液. 第2版. 東京, 中外医学社, 1985,
　　　17. より作成.
※ 久保義弘. 標準生理学. 第8版. 本間研一ほか編. 小澤瀞司
　　ほか監修. 東京, 医学書院, 2014, 53.

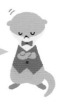
mEqは「ミリイクイバレント」と
読みます。溶液中で電離する電解
質の量を示す単位です。現場では、
「メック」とよく言われています。

☑ Na・K の１日必要量

電解質 (Na⁺とK⁺) の１日必要量 (mEq/日)

Na⁺：約70〜100mEq/日
K⁺：約40〜60mEq/日

※NaとKの1gあたりの電解質量
　Na：17mEq/g　K：13mEq/g

NaとKの１日必要量（g）

Na：70〜100mEq ÷ 17mEq = 4〜6g
K：40〜60mEq ÷ 13mEq = 3〜4.6g

電解質補正を目的とした輸液では、Na・K の１日必要量はとても重要なので、覚えておきましょう！

酸塩基平衡

- 酸塩基平衡とは、体内の**酸性物質とアルカリ性物質のバランス**のことです。
- 水素イオン指数のことを**pH**（ペーハー）といい、水素イオン濃度が高ければpHは低く（**酸性**）、水素イオン濃度が低くなればpHは高くなります（**アルカリ性**）。
- 体液（血液・間質液など）は、**pH 7.35〜7.45**で維持されています。

水素イオン (H⁺) は「酸」といわれているね！

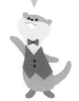

☑ 酸の排出経路

- 体内の酸は、肺から**二酸化炭素（CO_2）**として排出されたり、腎臓を介して尿中に**重炭酸イオン（HCO_3^-）**として排出されたりします。
- 肺と腎臓が酸の排出経路となり、体液の酸塩基平衡を担っています。**CO_2 は「酸」、HCO_3^- は「アルカリ」の排出**と覚えましょう。

呼吸が速くなると二酸化炭素（酸）が体外へ排出され、体内の酸が減少し、pHはアルカリ性に傾きます。そうなると、体内のpHを維持するために、HCO_3^- の量を減少させてバランスを保とうとします。

公園にあるシーソーと同じです。病態に合わせて覚えるようにしましょう。

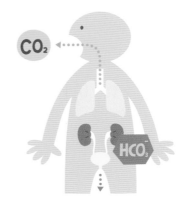

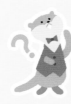

過換気のときの酸塩基平衡は？

呼吸が速いとき、CO_2 がたくさん体外に排出され、体内の水素イオン（酸）が少なくなるため、酸塩基平衡はアルカリ性に傾きます。つまり、pH値は高くなり、アルカレミアになります。

肺気腫のときの酸塩基平衡は？

換気ができなくなると、CO_2 が体外へ排出できなくなり、水素イオン（酸）が体内にたまるため、酸塩基平衡は酸性に傾きます。つまり、pH値は低くなり、アシデミアになります。

☑ アシデミアとアルカレミア

- 酸とは、水素イオン（H^+）を放出する物質であり、塩基（塩基が溶液中に溶けるとアルカリになる）は、水素イオンを受け取る物質です。
- 酸塩基平衡異常では、$PaCO_2$ と HCO_3^- を確認しながら、pHがどちらに傾いており、なぜ傾いているのかについて考えることがとても重要です。
- 何らかの問題で体内の酸が多くなり、pHが酸性になる（pH値が低くなる）ことを**アシデミア（酸血症）**といいます。
- 何らかの問題で体内の酸が少なくなり、pHがアルカリ性になる（pH値が高くなる）ことを**アルカレミア（アルカリ血症）**といいます。

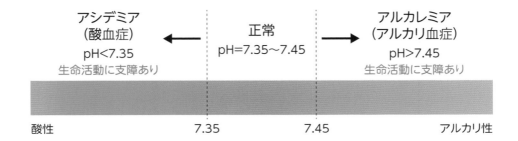

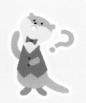

アシドーシスとアルカローシス？

臨床の現場では、「アシドーシス」「アルカローシス」という言葉をよく聞くと思います。「アシデミア」「アルカレミア」とは、何が違うのでしょうか？

● 「アシデミア」「アルカレミア」は、血液のpHが酸性またはアルカリ性に傾いている状態のことをいいます。

● 「アシドーシス」「アルカローシス」は、血液のpHを酸性またはアルカリ性に傾けようとする病態のことをいいます。

☑「酸」「アルカリ」の排出とアシドーシス・アルカローシス

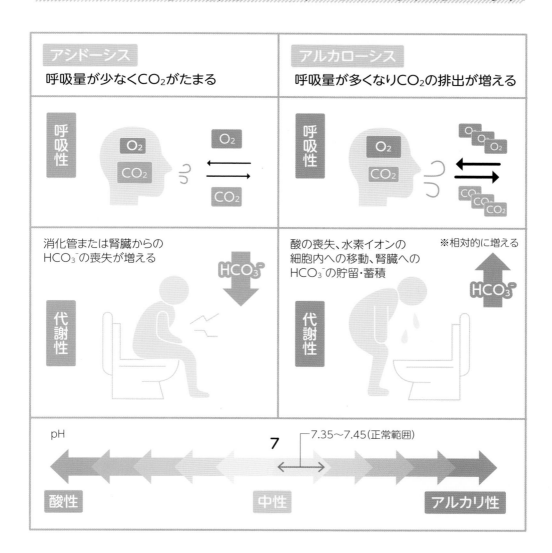

● アシドーシスとアルカローシスにはそれぞれ、**呼吸性**と**代謝性**があります。

呼吸性アシドーシス	頭痛や錯乱がよく起こり、呼吸数が減り、pHが正常範囲を下回ります。
呼吸性アルカローシス	ふらつきや錯乱がよく起こり、呼吸数が増え、pHが正常範囲を上回ります。
代謝性アシドーシス	吐気・嘔吐、疲労がよく起こり、呼吸数が減り、pHが正常範囲を下回ります。
代謝性アルカローシス	筋痙攣、不整脈がよく起こり、呼吸数が増え、pHが正常範囲を上回ります。

☑ 血液ガス検査の正常値と意味

● アシドーシスとアルカローシスをアセスメントするためには、血液ガス検査を行います。
● 血液ガス検査は、体内のバランスを把握するうえでとても有効です。
● 血液ガスで見られる主な検査項目について、正常値と意味を把握して、異常の早期発見につなげましょう。

項目	正常値	意味
PaO_2	100－(年齢×0.3) Torr	血液にどれだけ酸素が溶けているかを示す。
$PaCO_2$	40(35〜45) Torr	血液にどれだけ二酸化酸素が溶けているかを示す。
pH	7.400(7.35〜7.45)	血液が酸性かアルカリ性かを示す。
HCO_3^-	24 Torr (22〜26)	・アルカリ性の物質。 ・肺で排出できない酸を中和する。 ・腎の尿細管で再吸収される。
Lac	0.5〜1.6 mmol/L (4.5〜14.4 mg/dL)	・組織の低酸素状態の嫌気呼吸時に排出される。 ・加療後も低下しなければ、組織虚血である。

※PaO_2：肺胞気酸素分圧、$PaCO_2$：動脈血二酸化炭素分圧、Lac：乳酸値(ラクテート)

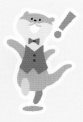

検査値のことをもっと知ろう！

PaCO₂

血液ガスの重要な評価項目である動脈血二酸化炭素分圧（partial pressure of arterial carbon dioxide；$PaCO_2$）は、酸塩基平衡の呼吸性因子とされています。つまり、$PaCO_2$はCO_2が肺から十分に排出されているかどうかを示しています。

乳酸値（lactate；Lac）

乳酸とは、組織の低酸素状態の嫌気呼吸時に排出されます。つまり、酸素がないときに少ないエネルギーが作られるときにできるゴミ（分解産物）のようなものとして考えられています。乳酸値が上昇していることから、「何らかの原因で組織に十分な酸素が運ばれていない！」ということがわかります。

血液ガスを動脈と静脈で採取する違いは？

血液ガスには、動脈血液ガスと静脈血液ガスがあります。血液ガス検査で必要とするデータによって、血液は動脈または静脈から採取されます。動脈血液ガスと静脈血液ガスを項目ごとに数値に変化があるかを調べた結果、PaO_2と$PaCO_2$の2項目は違いが大きく、$PaCO_2$は動脈血液ガスは静脈血液ガスよりも4.41mmHg低いという結果*がありました。その他のHCO_3^-、pH、Lacはおおむね一致しておりばらつきは少なかったそうです。このことから、呼吸性の酸塩基平衡異常である疾患を疑えば、動脈からの血液ガス採取を必要としますが、その他の場合は静脈からの血液ガス採取でよいことがわかります。

*出典：田中竜馬．"ERでの血液ガスの活用"．救急外来、ここだけの話．坂本壮ほか編．東京、医学書院、2021、415-9.

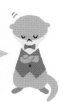

動脈血液ガスの採取は、看護師特定行為研修を修了すれば行うことができますが、患者さんにとっては痛みが強く、侵襲度が高く、感染や血腫などの合併症を起こす危険性があります。「できるかぎり動脈穿刺は避けたい！」という考えを念頭に置いて、患者中心の医療を提供できるように、しっかりとアセスメントしましょう。

3 輸液で必要な解剖生理を知っておこう！

輸液においては、体液の循環を担う循環系である血管系、リンパ系（リンパ管）の解剖生理を理解することが大切です。体中に栄養と酸素を供給する血圧の役割についてもしっかりと覚えておきましょう。

Point

➡ 循環系は、主に血管系とリンパ系（リンパ管）が担っています。

➡ 血圧は、体中の組織に血液が流れる際に血管壁にかかる力です。

➡ 平均血圧は、臓器への血液の灌流を把握するうえで重要な指標です。

循環系（血管系とリンパ系）

● 体液の循環（循環系）は、主に**血管系（動脈・静脈）、リンパ系（リンパ管）**が担っています。

● 血管系では動脈が毛細血管に移行し、約90％が直接静脈に流入して循環します。

● 体液を循環させることで、組織に酸素や栄養を供給し、二酸化炭素や老廃物を回収して体の成長と恒常性を維持することができます。

> 「心臓から送り出されるきれいな血液が流れる動脈」「全身から心臓に戻ってくる汚れた血液が流れる静脈」とよく聞くね！

☑ 動脈・静脈

動脈

● 心臓から送り出された血液を全身に運びます。

● 動脈壁は、内皮細胞と結合組織からなる内膜、平滑筋と弾性線維からなる中膜、疎性結合組織からなる外膜からできています。

> 中膜は、血圧に耐えられるように弾性線維を多く含み伸縮性と弾性に富んでいます。血圧が低下しても丸い形状を保つことができます。

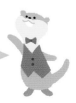

静脈

- 末梢組織から心臓へ血液を戻します。
- 基本構造は動脈と同様ですが、動脈よりも血管壁は薄く、平滑筋細胞や弾性線維の量が少ないです。
- 重力による血液の逆流を防ぐため、静脈弁があります。

内容量によって内径を大きく変え、高い伸展性があります。

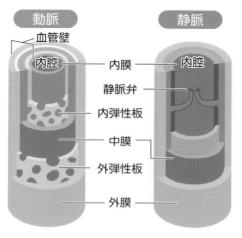

動脈

静脈

血管壁
内腔　──　内膜　──　内腔
静脈弁
内弾性板
中膜
外弾性板
外膜

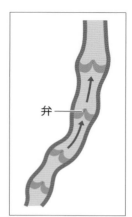

弁

☑ 毛細血管

- 末梢組織に酸素や栄養素を供給し、二酸化炭素や老廃物を回収します。
- 一層の内皮細胞からなっており、血管壁の細胞間隙を通して、血液と組織間液で物質交換を行っています。

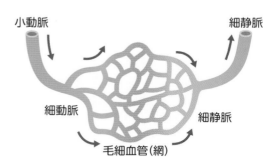

小動脈　　　　　　細静脈
細動脈　　　　　　細静脈
毛細血管（網）

☑ リンパ管

- リンパ液は、成人で約1L/日の流量があり、**体液の恒常性維持、免疫応答、脂質吸収、異物除去**など重要な役割を担っています。
- リンパ管は一層の内皮細胞から構成され、血管と密接な位置に分布しています。リンパ管は毛細血管から組織内に出たたんぱく質や細胞、余剰な組織間液を吸収し、心臓付近にある"静脈角"と呼ばれる場所で静脈に流入し、血管へと戻ります。

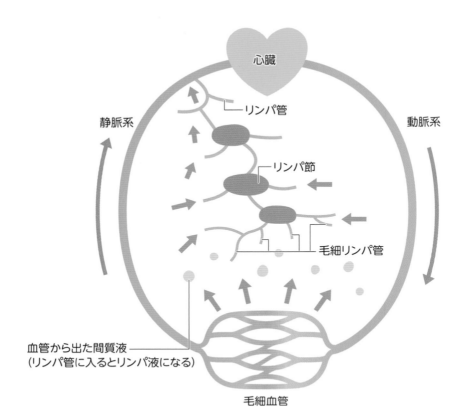

心臓

リンパ管

静脈系

動脈系

リンパ節

毛細リンパ管

血管から出た間質液
（リンパ管に入るとリンパ液になる）

毛細血管

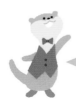

血管から染み出た液性成分は間質液（組織液）となり、大部分は膠質浸透圧の作用で毛細血管に再吸収されますが、約10%はリンパ液として全身のすみずみでリンパ管に吸収されます。

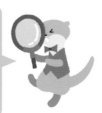

毛細リンパ管では毛細血管に比べて内皮細胞間の隙間が大きいので、毛細血管で吸収しにくい分子量の大きい物質（たんぱく質など）も吸収できます。

MEMO

血圧

- 血圧は、体中の組織のすみずみまで**血液が流れる際に血管壁にかかる力**のことです。
- 血圧によって、体中に栄養と酸素が供給され、生命を維持することができます。

☑ 心臓の収縮（拡張期血圧・収縮期血圧）

血圧の発生

- 心臓はポンプの働きをしています。左心室が収縮して血液を押し出すときに、血圧が発生します。
- 左心室の収縮力が強ければ血圧が上昇し、弱まれば血圧が低下します。

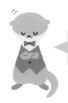

大動脈はとても
弾力性がある

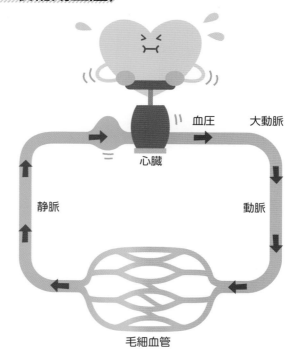

血圧　　大動脈

心臓

静脈　　　　動脈

毛細血管

収縮期血圧と拡張期血圧

- 心臓が収縮している期間を収縮期といい、収縮期で最も高い圧力を「**収縮期血圧**」といいます。
- 最大収縮後に大動脈弁が閉じ、心臓が拡張する期間を拡張期といい、拡張期で最も低い圧力を「**拡張期血圧**」といいます。

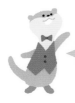

拡張期は心臓から送り出される血液がゼロになりますが、収縮期に引き伸ばされた血管壁が元に戻ろうとする力が働くため、血流は途切れません。

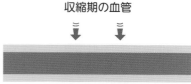

収縮期の血管

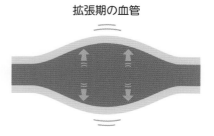

拡張期の血管

☑ 血管抵抗

● 血管抵抗とは血管が血液を流れにくくする力のことで、血管抵抗が大きければ流れる血液量は減少します。

血管抵抗が高いとき

● 血管抵抗が高いところで同じ血液量を流すためには、血管抵抗に打ち勝つほどのさらに高い血圧が必要となります。

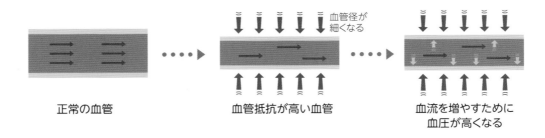

正常の血管　　　　　血管抵抗が高い血管　　　　血流を増やすために
　　　　　　　　　　　　　　　　　　　　　　　血圧が高くなる

血管抵抗が低いとき

● 血液抵抗が低いところでは血液の流れに対する力が少ないので、より低い血圧で血液を流すことができます。

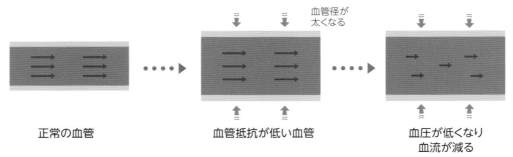

正常の血管　　　　　血管抵抗が低い血管　　　　血圧が低くなり
　　　　　　　　　　　　　　　　　　　　　　　血流が減る

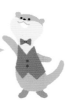

極端に血管抵抗が低くなると、血圧を維持できなくなり、ショック状態になります。

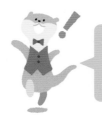

血管抵抗が高ければ（血管が細い）血圧は高くなり、血管抵抗が低くなれば（血管が太い）血圧は低くなります。ただし、血圧は交感神経などの自律神経に影響されることもあります。

☑ 平均血圧

- 臨床では「収縮期血圧」（心臓の収縮期における最高血圧）と「拡張期血圧」（心臓の拡張期における最低血圧 ）が検査値として使われることが多いですが、**「平均血圧」**も臓器への血液の灌流を把握するうえで重要な指標です。

- 「平均血圧」は、血管の収縮期・拡張期のどちらにおいても常に一定量加わっている圧力のことです。平均血圧が極端に低下すると、組織に十分な栄養と酸素が供給されなくなります。

- 平均血圧は計算することができます。血圧計やモニターによっては、表示される機器もあります。

> ### 平均血圧＝拡張期血圧＋脈圧÷3
> ※脈圧＝収縮期血圧－拡張期血圧

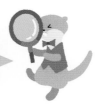

慣習的に、平均血圧＞65mmHgであれば最低限の臓器灌流は維持されていると考えられてきました。しかし、**個人差がある**ため65mmHgあればよいというわけではありません。

拡張期血圧・収縮期血圧と平均血圧の違いって？

ダムや水路・水田と水を心臓や血管と血液にたとえて考えてみましょう。ダム（心臓）から流れてくる大きい波を拡張期血圧・収縮期血圧だとすると、水田の細い水路（毛細血管）に流れてくる小さい波が平均血圧です。

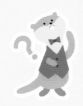

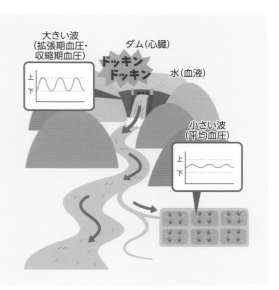

MEMO

第 2 章

基本編

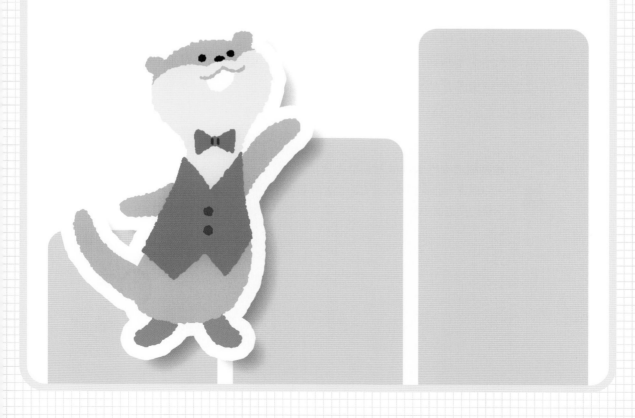

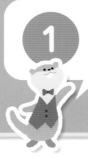

1 輸液を行うのはどんなとき？

輸液は臨床現場で行わない日はないというくらい日常に溶け込んでいます。ここでは、輸液を行う状況やその目的について説明します。

Point

➡ 水・電解質を補給するときは、維持輸液・補充輸液を行います。

➡ 栄養を補給するときは、経腸栄養、または静脈栄養を行います。

➡ 血管確保と病態の治療では、乳酸リンゲル液や酢酸リンゲル液、生理食塩液、5％ブドウ糖、薬剤などを用いて輸液を行います。

水・電解質を補給するための輸液

☑ 維持輸液

- 生命活動を行うだけで、呼吸、尿、便から水分や電解質は失われています。
- 失われた水分や電解質は経口摂取により補っていますが、経口摂取ができないときには生命維持のために必要な輸液を行います。
- 生命維持のために必要な輸液を**維持輸液**といいます。

維持輸液を行うのはどんなとき？
- 治療上の必要性から、絶飲食となる場合
- 経口摂取はできるが、十分な量を摂取できない場合

患者さんの尿量や飲水量などの IN/OUT バランスをチェックしておくことで、患者さんに維持輸液が必要なのか、現行の輸液量で十分なのかどうかを判断することができます。

☑補充輸液

- 病気による出血、嘔吐や下痢などによる循環血液量の減少、電解質の喪失などがあったときに、補充を目的として行う輸液を**補充輸液**といいます。
- 補充輸液は、治療的な意味合いが大きいといえます。

補充輸液を行うのはどんなとき？
- 病気による循環血液量の減少が考えられる場合（例：消化管出血、脱水など）
- 病気により電解質のバランスが乱れている場合（例：低ナトリウム血症、低カリウム血症など）

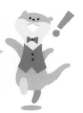

- 補充輸液を行っている場合は、患者さんの状態が安定しているかどうかという視点で、バイタルサインや検査値などの変化をチェックしましょう。
- 病態の改善に伴い、輸液の指示も変化します。先読みできるようになりましょう！

栄養補給のための輸液

- 経口での栄養摂取ができない場合は、**経腸栄養**、または**静脈栄養**を開始します。
- 消化管に問題がある場合は、静脈注射による栄養補給をします。

経腸栄養

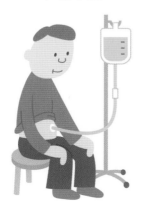

静脈栄養

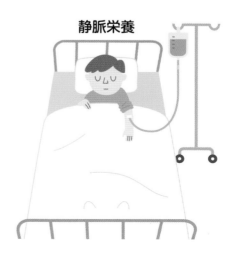

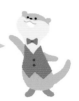

静脈栄養は、投与経路により 2 つに分かれます。
- 末梢静脈栄養（peripheral parenteral nutrition；PPN）：末梢静脈から浸透圧が比較的低い栄養輸液を投与します。
- 中心静脈栄養（total parenteral nutrition；TPN）：中心静脈から高カロリーまたは高濃度の栄養輸液を投与します。

血管確保と治療のための輸液

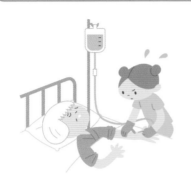

- 救急外来や外来で病態把握のために採血を行う際に、血管確保を目的として輸液を行います。
- **乳酸リンゲル液や酢酸リンゲル液、生理食塩液、5％ブドウ糖**などが選択されますが、医師は病態によって使い分けています。
- 病態の治療を行うために**薬剤**を投与することもあります。

病期からみた輸液の種類

急性期

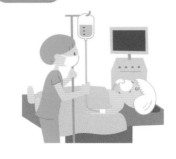

- 急性期は、**維持輸液**と**補充輸液**がメインとなります。
- 補充するだけでなく、病態によっては水を排出するための輸液（**参照〈第4章1 心不全への輸液療法〉p.104** ）が必要になります。

周手術期

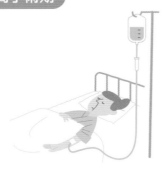

- 周手術期は、術前から絶飲食になるため、**水・電解質**の補充が中心となります。
- 術後の経過や手術によっては、**静脈栄養**を行うこともあります。

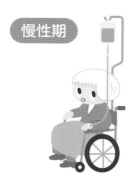

慢性期

- 慢性期では、経口摂取が困難な人で経腸栄養が行えない場合などに、**水・電解質**の補充と**静脈栄養**が必要になります。
- 長期間にわたり輸液が必要になるため、中心静脈栄養を行うことが多いです。

輸液の「目的」を理解しよう！

　輸液を学ぶうえで重要なことは、輸液の「目的」を理解することです。そのためには、病態や病期などについて情報収集をしながら、アセスメントするとよいでしょう。輸液を制するためには、**まずは病態を押さえる**ようにしましょう。輸液だけを学ぶよりも、さらに理解が深まります。

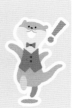

輸血の目標

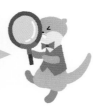

Hb値は急性出血を反映していないことがあるため、気をつけよう。

- ヘモグロビン（Hb）≧7.0g/dL、血小板（Plt）≧5万/μLを目標とします。
- 活動出血があり初期輸液に反応しない場合は、Hb値が正常でも輸血を考慮します。
- 循環動態が安定している場合、Hb値の目標は7.0g/dL、心疾患既往があれば8.0g/dLとします。
- Pltも5万/μL以上を目標に、輸血が推奨されます。
- 循環血液量減少または出血性ショックを呈する患者全例では、ただちに細胞外液を最大2Lまで静脈内投与します。さらに急速輸液を行う必要がある場合は、濃厚赤血球の輸血が推奨されます。

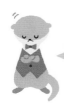

　2L以上の細胞外液を投与すると希釈性凝固障害が起き、止血困難になってしまうため、すぐに輸血に移行しましょう。

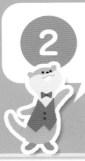

2 輸液の投与ルートはここ！

輸液の投与ルートである静脈注射は、末梢静脈注射と中心静脈注射に分けられます。近年では、看護師特定行為に含まれる末梢静脈挿入型中心静脈カテーテル（PICC）の挿入も行います。

Point

➡ 末梢静脈注射と中心静脈注射と末梢静脈挿入型中心静脈カテーテル（PICC）の違いを理解しましょう。

➡ それぞれの輸液ラインの刺入部位を理解しましょう。

➡ 神経を損傷しない血管を選択しましょう。

末梢静脈注射、末梢静脈挿入型中心静脈カテーテル（PICC）、中心静脈注射の特徴

	末梢静脈注射	末梢静脈挿入型中心静脈カテーテル(PICC)	中心静脈注射
針の種類	翼状針 注射針 静脈留置針	末梢静脈挿入型中心静脈カテーテル(PICC)	シングルルーメン（内腔：1つ） ダブルルーメン（内腔：2つ） トリプルルーメン（内腔：3つ） クワッドカテーテル（内腔：4つ） 投与される薬剤の数により、カテーテルの内腔数を選択する

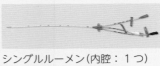

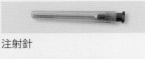

内腔数が増えれば、感染の発生率は高くなるよ！

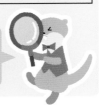

末梢静脈注射	末梢静脈挿入型中心静脈カテーテル（PICC）	中心静脈注射

適応・目的・禁忌

末梢静脈注射

【適応・目的】
- 血管内に2cm程度のカテーテルを留置し、治療期間が短期的なもの

- 循環血液量の確保
- 電解質・酸塩基平衡の補正
- 検査や処置に伴う血管確保
- 水分や栄養分の補給
- 抗菌薬の投与

【禁忌】
- 高濃度のカリウム製剤
- 浸透圧の高い薬剤
- シャント肢への挿入

末梢静脈挿入型中心静脈カテーテル（PICC）／中心静脈注射

【適応・目的】
- 上大静脈、下大静脈などに流入する太い静脈に挿入するカテーテル。
- 中心静脈は血流が多いため、薬液がすぐに希釈される。
- 高カロリー輸液など刺激性が強い薬液の投与で用いられる。

- 末梢静脈からの注入が難しい薬剤の投与
- 持続的栄養補給（高カロリー輸液）
- 中心静脈圧の経時的測定

【禁忌】
- 重篤な出血性疾患
- 穿刺する血管や上大静脈の損傷・血栓
- 気胸が発症する恐れのある危険な状態
- 血栓溶解薬の投与

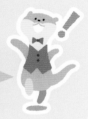

> 高カロリー輸液は濃度が高いため、血中の浸透圧が高くなります。末梢静脈から投与すると、血管痛や静脈炎を起こしてしまいます。

投与方法

- **静脈注射（ワンショット）**
  - 静脈に直接針を刺したり、シュアプラグ®などで側管から20mL程度の薬剤を直接投与する。
  - 注射のなかで最も早く効果が現れる投与方法。

- **点滴静脈注射**
  - 50mLを超える量の薬剤の投与や、緩やかに時間をかけて投与する場合に用いる。
  - ①短時間持続注入：短時間・持続的に薬液を投与し抜去する方法
  - ②長時間持続注入：長時間、または長期間持続的に薬液を投与する方法
  - ③間欠的注入：生食ロックやヘパリンロックにより血管確保を行いながら、定期的に投与する方法

末梢静脈挿入型中心静脈カテーテル（PICC）とは？

末梢静脈挿入型中心静脈カテーテル（peripherally inserted central venous catheter；PICC〔ピック〕）は、肘の静脈（尺側皮静脈、橈側皮静脈、肘正中皮静脈など）から挿入し、先端を中心静脈（上大静脈）に位置させるカテーテルのことです。PICCは、中心静脈カテーテルとは違い、腕・肘から挿入します。カテーテルは細く、やわらかいため、誤って動脈や肺を傷つける危険性は低くなります。また、正しくカテーテル管理をすれば、PICCは中心静脈カテーテルと比べて感染の発生率も抑えられるといわれています。2017年10月より、看護師特定行為にPICCの挿入が追加されています。

静脈注射で使われる血管

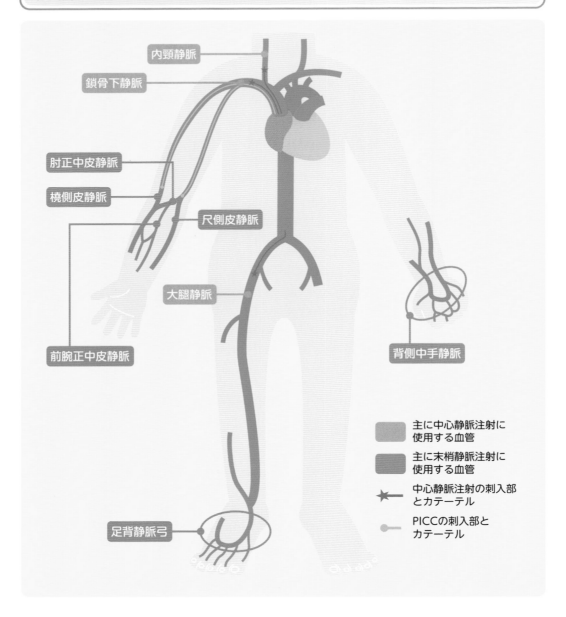

内頸静脈

鎖骨下静脈

肘正中皮静脈

橈側皮静脈

尺側皮静脈

大腿静脈

前腕正中皮静脈

背側中手静脈

足背静脈弓

主に中心静脈注射に
使用する血管

主に末梢静脈注射に
使用する血管

中心静脈注射の刺入部
とカテーテル

PICCの刺入部と
カテーテル

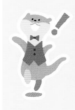

下肢は立位になったときなどに、重力のために血液の流速が極めて低下します。また、下肢では周囲の筋肉の収縮と静脈弁による逆流防止によって血液が断続的に心臓へ送られています。さらに血液の流速がもともと遅いため、異物として挿入されたカテーテルの周囲には血栓が形成されやすくなります。そのため、成人の場合は、**上肢がどうしても使用できない場合以外は下肢を選択すべきではない**とされています。

静脈注射を避けたほうがよい部位

- **手関節部分の橈側皮静脈**は、橈骨神経浅枝と近接しているため、静脈注射を避けましょう。

- **肘部の内側の尺側皮静脈付近**は、前腕皮神経や正中神経が走行しているため、静脈注射を避けましょう。

橈骨神経浅枝は知覚枝であるため、障害されると母指と示指のしびれなどが生じてしまいます。

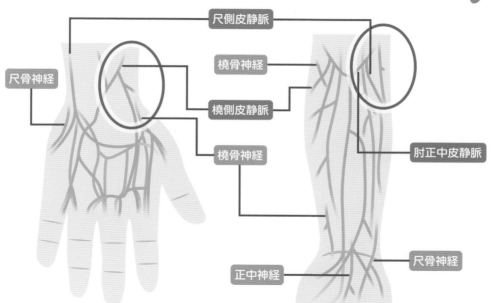

尺側皮静脈

橈骨神経

橈側皮静脈

肘正中皮静脈

尺骨神経

橈骨神経

尺骨神経

正中神経

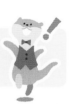

できるかぎり太くて弾力のある血管を選択します。針の固定が容易な場所など、適切な刺入部位を選択しましょう！

3 輸液製剤の容器の材質・形状、体内分布を知っておこう！

輸液製剤にはさまざまな種類があります。輸液容器の材質・形状、体内分布の特徴を知ることで、正しく取り扱うことができます。

Point

➡ 輸液製剤の特徴を知り、正しく取り扱えるようになりましょう。

➡ 輸液の確認のポイントを知り、医療事故の防止につなげましょう。

➡ 輸液がどのように体内に分布するかを理解しましょう。

輸液容器の材質・形状の種類と特徴

容器	（画像提供：大塚製薬工場）（画像提供：ニプロ）ソフトバッグ　プラスチックボトル	（画像提供：ニプロ）二槽バッグ（ダブルバッグ）製剤	（画像提供：KMバイオロジクス）ガラス容器
特徴	・残量が減ると、容器が凹むため、目盛りは目安となる。 ・エアー針は不要。	隔壁を開通させてから使用する。	エアー針を使用する。

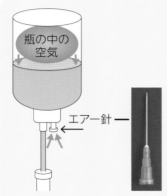

瓶の中の空気

エアー針

エアー針とは？

瓶内は陰圧であるためそのまま点滴しても、輸液を滴下できません。エアー針（通気針）を刺すことで、瓶内に空気が入り、滴下ができるようになります。

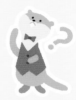

（画像提供：ニプロ）

輸液製剤のラベルには何が書いてある？

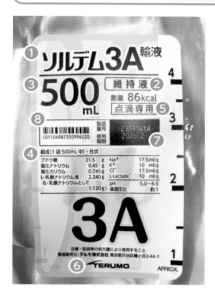

- 医療事故防止のために、ラベルにはさまざまな工夫がされています。
- 商品名に「輸液」と入っていたり、容量がわかりやすくなっていたり、投与方法が「点滴専用」などと記載されていたりします。しっかりと確認しましょう。

ラベルの記載内容

1. 商品名
2. 一般名
3. 容量
4. 成分表
5. 用法
6. 製造業者
7. 製造番号・使用期限
8. バーコード

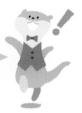

輸液を実施するときは、指示された薬剤名や容量が間違っていないかどうかに注意しましょう！ 特に大きく記載されているところは、重要な確認ポイントだよ！

1号液・2号液・3号液・4号液ってなに？

「低張電解質輸液の〇〇1号液」というのはよく聞くと思います。低張電解質輸液（低張液）は等張電解質輸液（生理食塩液）と5％ブドウ糖を混合して作ったものです。例えば、1号液の割合は等張電解質輸液：5％ブドウ糖＝1：1、2号液の割合は等張電解質輸液：5％ブドウ糖＝1：2になります。このように、等張電解質輸液と5％ブドウ糖液の割合に応じて、1〜4号液に分類されます。

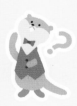

低張液の種類

低張液の分類	生理食塩液：5％ブドウ糖液	主な用途	その他の特徴
1号液	1：1	開始液	Na、Clを含み、Kを含まない
2号液	1：2	脱水（細胞内）補充液	Na、Cl、Lactate、K、Pなどを含む
3号液	1：3	維持液	Na、Cl、Kを含む
4号液	1：4	術後回復液	電解質濃度が低い

参考文献：小林靖孟ほか．"輸液製剤：輸液選び，まずはここから"．救急・ICUの頻用薬を使いこなせ！．レジデントノート増刊．志馬伸朗編．東京，羊土社，2018，90-9.

投与された輸液の体内分布

- 体内の水分は、**「8（や）3（さ）1（い）の法則」** で分布しています。
- 輸液の種類によって体内分布が異なるため、注意しましょう。

8：3：1の法則（水分の体内分布）

細胞内：間質（細胞外）：血管内（細胞外）＝ 8 ： 3 ： 1

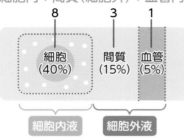

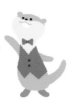
輸液の使用時に「水分が血管にどれくらい残るのかな？」と思ったときは、「831の法則」に基づいて考えよう。

5%ブドウ糖液 1L投与時の体内分布

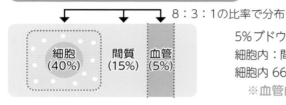

8：3：1の比率で分布

5%ブドウ糖液 1L（1,000mL）は、
細胞内：間質：血管内＝8：3：1の比率で分布するため、
細胞内 666mL＋間質 250mL＋血管内83mLとなる。
　　※血管内に残る水の量：83mL

細胞外液補充液（生理食塩液）1L投与時の体内分布

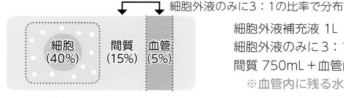

細胞外液のみに3：1の比率で分布

細胞外液補充液 1L（1,000mL）は、
細胞外液のみに3：1の比率で分布するため、
間質 750mL ＋血管内 250mLとなる。
　　※血管内に残る水の量：250mL

膠質液（人工膠質液・輸血）1L投与時の体内分布　※人工膠質液：p.120参照

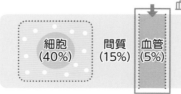

血管内にすべてとどまる

膠質液 1L（1,000mL）は、
血管内にすべてとどまるため、
血管内 1,000mLとなる。
　　※血管内に残る水の量：1,000 mL

輸液の体内分布（まとめ）

- 5%ブドウ糖液は、細胞：間質：血管＝8：3：1の比率で分布します。
- 細胞外液補充液は、細胞：間質：血管＝0：3：1の比率で分布します。
- 膠質液は、細胞：間質：血管＝0：0：1の比率で分布します。

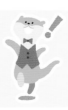

第 ② 章　基本編

4 輸液ライン（輸液セットと三方活栓）はここから！

輸液ラインとは、点滴や輸血のために血管の道（ライン）を確保することです。輸液ラインに輸液セットや三方活栓などをつなげて、さまざまな輸液製剤を投与します。

Point

➡ 輸液ラインの名称と役割を正しく覚えましょう。

➡ 成人用ルートと小児用ルートの違いを理解しましょう。

➡ 三方活栓の使い方をしっかりと押さえましょう。

輸液セットの基本と各部の特徴

末梢ルート	中枢ルート

瓶針・導入針

補助バンド

① 点滴筒

② クレンメ

④ シュアプラグ®

③ フィルタ

スライドクレンメ

輸液針

中心静脈カテーテルにつなぐ

① 点滴筒

- 液面の目安は、1/3〜1/2の高さです。

液面が高すぎると、滴下数が数えられません。また、液面が低すぎると、急速投与したときや斜めになったときに空気が送られてしまう可能性があるため、気をつけましょう。

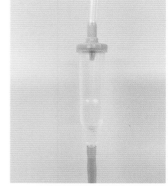

② クレンメ

- 輸液ラインの途中に設置し、ローラーを動かすことで、ライン内の薬液の滴下速度を調整します。

クレンメは、ドイツ語で「鉗子」のことです。メーカーによっては、「クランプ」といいます。

③ フィルタ

- 輸液に混入した異物の除去、薬剤の配合変化による沈殿物の除去、輸液に混入した細菌による感染リスクの回避などの目的があります。
- 中心静脈ラインでは無菌的な処置が末梢静脈ラインよりも必要とされるため、フィルタを使用します。

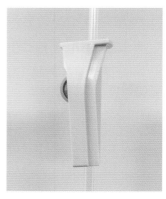

末梢静脈ルートでは、使用期間が短く、静脈炎などの徴候を早めに察知することができるため、フィルタを使用しません。

④ シュアプラグ®

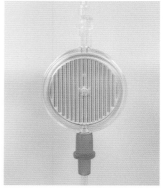

- 医薬品などの投与を行うための閉鎖システムによる接続器具です。
- 接続に金属針を使用しないため、針刺防止に役立ちます。
- 開放しないため、脱血や血流感染のリスクを減らす効果を期待できます。

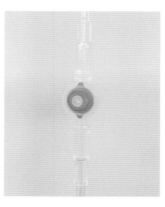

成人用ルートと小児用ルートの違い

	成人用（一般用）ルート	小児用（微量用）ルート
滴下数	1mL：15〜20滴 ※成人用の1mLの滴下数はメーカーにより異なるため、製剤の添付文書・取扱説明書を確認します。	1mL：60滴
点滴筒の構造	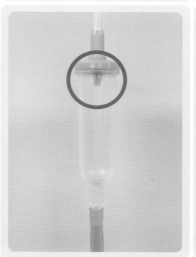	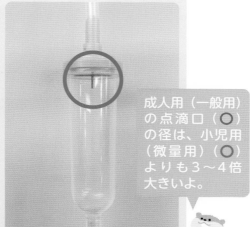
点滴筒の断面	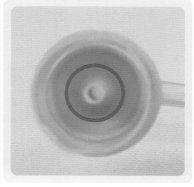	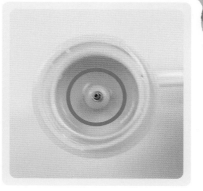

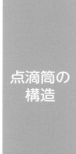

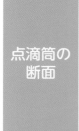

成人用（一般用）の点滴口（○）の径は、小児用（微量用）（○）よりも3〜4倍大きいよ。

 最近では施設によりますが、小児への輸液投与では小児用（微量用）ルートを使用せずに、輸液ポンプで行うことが多くなってきました。小児への輸液では、刺入部の角度によって輸液速度が特に変化しやすいため、注意して観察しましょう。

三方活栓の種類と特徴

- 三方活栓とは、輸液セット・延長チューブなどに接続して使用する器具です。
- コックの位置を回転させて薬液の流れる方向を調整したり、混合注入したりすることができます。

安心・安全な使い方
- 三方活栓を使用する前後には、接続口をアルコール消毒をしましょう。
- 三方活栓使用後は毎回、新しいキャップに付け替えます。
- 接続口にシュアプラグ®を装着することで、閉鎖回路で薬剤投与を行えます。

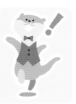

L型 （180度回転）	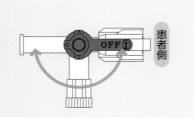 患者側	
R型 （360度回転）	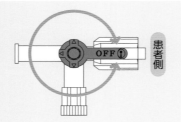 患者側	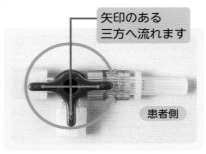 矢印のある三方へ流れます 患者側
多連型 三方活栓 ※写真は三連型 （二連型もあり）	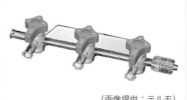 （画像提供：テルモ）	種類によってコックの流れの向きが違います。必ず確認しましょう！ 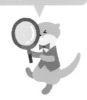
シュアプラグ® AD三方活栓	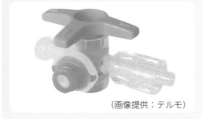 （画像提供：テルモ）	

側管注射と輸液の注入方法

- 側管注射には、輸液の注入方法により管注と側注などがあります。
- 管注は、メインとなる輸液ラインの側管からメインの輸液だけを注入することです。
- 側注は、メインとなる輸液ラインの側管から薬剤を混合注入（混注）することです。

管注は、側管注射の略称としても使われているよ。

管注

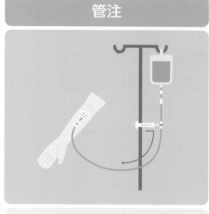

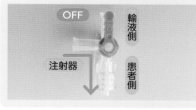

OFF
輸液側
注射器
患者側

メインの輸液
だけを注入

カラ

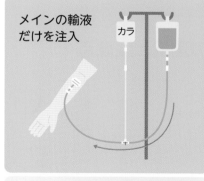

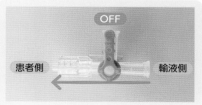

OFF
患者側　輸液側

側注

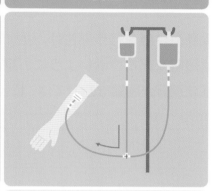

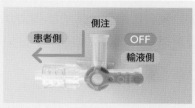

側注
患者側
OFF
輸液側

2本の輸液
を注入

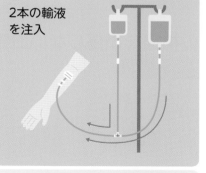

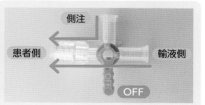

側注
患者側　輸液側
OFF

43

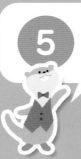

5 点滴静脈注射と超音波（エコー）ガイドによる静脈路確保

点滴静脈注射に適した部位や血管を選択し、神経障害などの合併症を起こさないようにするためには、解剖をしっかり押さえておきましょう。また、超音波診断装置（エコー）も活用しながら、点滴静脈注射を安全に行いましょう。

Point

➡ 点滴静脈注射を行う部位は、主に前腕、手背、足背です。

➡ 神経障害を起こさないように、穿刺部位の選択には注意しましょう。

➡ 静脈路確保が困難な患者では、超音波診断装置（エコー）を活用します。

点滴静脈注射に適した血管

- 点滴静脈注射に適した血管として、**利き手でない側の前腕部、太くて弾力がありまっすぐな血管、可動性の少ない血管**が挙げられます。
- **表在性静脈への刺入角度は10〜20°**です。深く穿刺すると神経や動脈を損傷する可能性があるため、注意しましょう。

静脈内注射の刺入角度

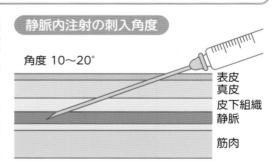

角度 10〜20°

表皮
真皮
皮下組織
静脈
筋肉

☑ 前腕の神経を損傷しない血管の選択と注意点

血管の選択と注意点

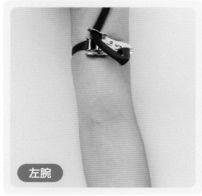

左腕

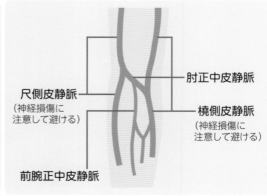

肘正中皮静脈

尺側皮静脈
（神経損傷に
注意して避ける）

橈側皮静脈
（神経損傷に
注意して避ける）

前腕正中皮静脈

（参照〈第2章2 静脈注射を避けたほうがよい部位〉p.35）

神経損傷の危険がある範囲

- **尺側皮静脈下**は、前腕皮神経や正中神経が浅いところを走行しているため、なるべく刺入を避けましょう。

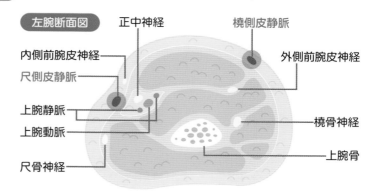

左腕断面図

- 正中神経
- 橈側皮静脈
- 内側前腕皮神経
- 外側前腕皮神経
- 尺側皮静脈
- 上腕静脈
- 上腕動脈
- 橈骨神経
- 尺骨神経
- 上腕骨

- **手関節付近の橈側皮静脈**<ruby>しゅかん</ruby>は、橈骨神経浅枝が近接しており神経損傷リスクが高いため、穿刺を避けましょう。

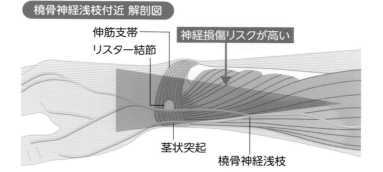

橈骨神経浅枝付近 解剖図

- 伸筋支帯
- リスター結節
- 神経損傷リスクが高い
- 茎状突起
- 橈骨神経浅枝

☑ 手背の神経を損傷しない血管の選択と注意点

血管の選択と注意点

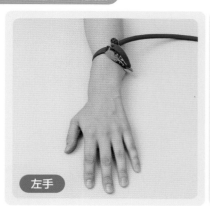

左手

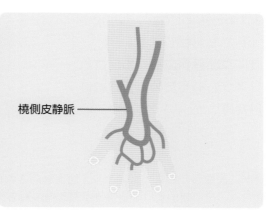

橈側皮静脈

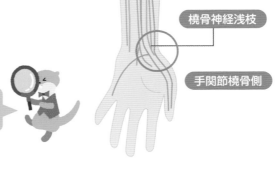

神経損傷の危険がある範囲

● 橈骨神経浅枝のあたりは、神経
損傷のリスクが高くなるので避
けましょう

橈骨神経浅枝

手関節橈骨側

> 手関節の橈骨側は、神経損傷のリスク
> が特に高いため避けましょう。

☑ 足の神経を損傷しない血管の選択と注意点

血管の選択と注意点

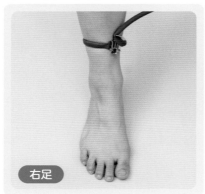

右足

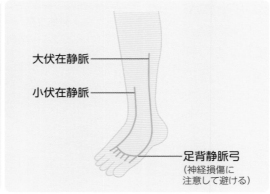

大伏在静脈

小伏在静脈

足背静脈弓
（神経損傷に
注意して避ける）

刺入時の注意点

● **足背の静脈**への刺入は、感染の
リスクが高く、日常生活動作
（activities of daily living；
ADL）にも影響します。

● 下肢に**深部静脈血栓**が形成され
るリスクもあるため、できれば
避けたほうがよいでしょう。

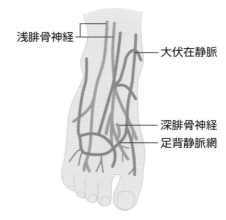

浅腓骨神経

大伏在静脈

深腓骨神経

足背静脈網

● 穿刺に失敗してしまった場合や、留置針の入れ替えなどで穿刺した痕がある
場合は、その部位より中枢側で点滴静脈注射を行うようにしましょう。

● 穿刺部よりも末梢側で静脈点滴注射を行うと、穿刺後に輸液が漏れてしまう
ことがあるので、気をつけましょう。

超音波（エコー）ガイドによる静脈路確保

- 超音波（エコー）ガイド下では、非侵襲的な方法で体内の病態や状態を迅速に収集することができます。
- 静脈路確保が困難な患者さんでは、超音波診断装置（エコー）を活用することで、何度も穿刺することなく、視覚的に血管の走行を把握しながら血管を確保することができます。

☑ エコーに用いるプローブ

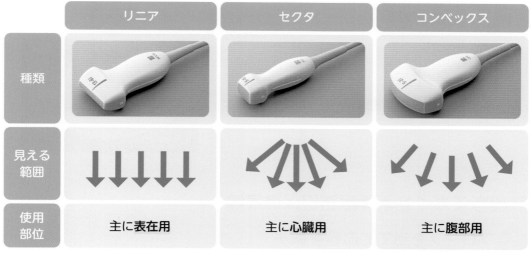

	リニア	セクタ	コンベックス
種類			
見える範囲			
使用部位	主に表在用	主に心臓用	主に腹部用

（画像提供：富士フイルムメディカル）

☑ 超音波（エコー）ガイド下での血管の見え方

- エコーガイド下では、プローブを持つ方向によって見え方が変わります。

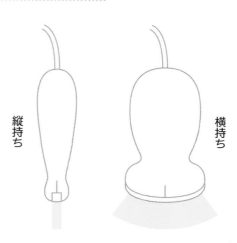

縦持ち　　横持ち

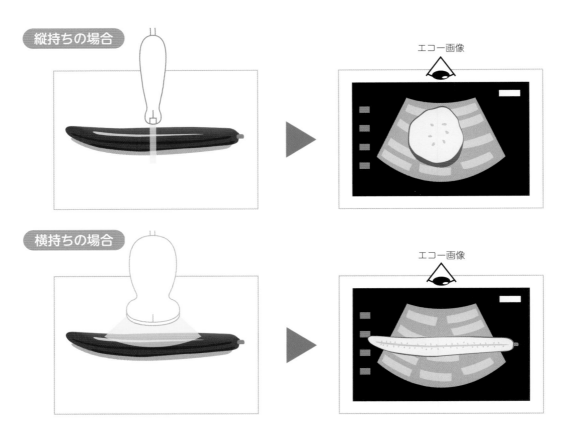

縦持ちの場合

エコー画像

横持ちの場合

エコー画像

☑ 超音波ガイド下静脈路確保の実際

1 プローブを当てて血管を探す

● 血管に沿って垂直に当てます。

● 丸い断面が血管です。

※リニアを使用します。

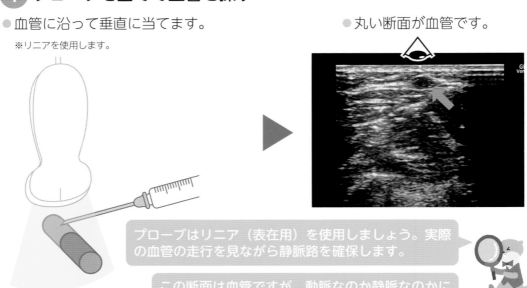

プローブはリニア（表在用）を使用しましょう。実際の血管の走行を見ながら静脈路を確保します。

この断面は血管ですが、動脈なのか静脈なのかについては、判断する必要があります。

② 血管が動脈か静脈かを判断する

● 血管が見える位置でプローブを固定し、圧迫や解除を繰り返しましょう。

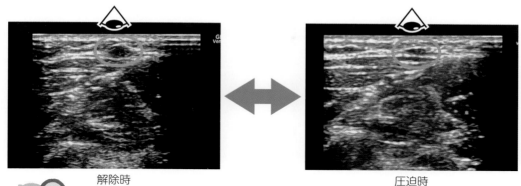

解除時　　　　　　　　　　　圧迫時

静脈であれば、プローブで圧迫したときに血管がつぶれます。つぶれなければ、動脈と判断します。

動脈の場合はどうする？

プローブで圧迫してもつぶれない血管は、動脈ですので、穿刺はやめましょう。

※特定行為研修を修了し動脈確保穿刺ができる場合は、この方法で動脈ラインを確保します。

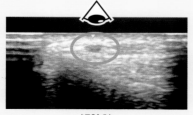

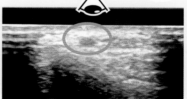

解除時　　　　　　　　　　　圧迫時

③ 穿刺する血管を確定し、穿刺する

● プローブを固定しながら穿刺を行います。

● 穿刺部位と画像を見ながら、針先が血管に刺入することを確認します。

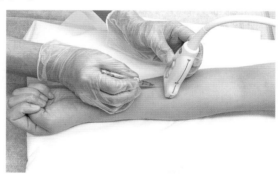

血管確保が難しい患者さん（ショックによる循環不全、体型など）の場合、何回も穿刺をすると合併症のリスクが上がってしまうため、非侵襲的なエコーを活用し、少ない穿刺回数で確実な血管確保を行いましょう。

エコーは医師だけが使用するものではなく、看護師も使用することができます。練習をして活用し、アセスメントを行う材料にしましょう。

乳幼児・小児への刺入時のポイント

- 乳幼児は血管の見えやすさや確保のしやすさから、**手背、足背が第一選択**となります。
- 乳幼児は点滴が漏れても自分で訴えることはできないので、**刺入部が確認できるように固定**しましょう。
- 利き腕の確認が難しければ、**指しゃぶりをするかどうかを確認**して、あまり使わないほうに刺入します。
- **発達段階に応じて**、処置への親の参加を考慮します。

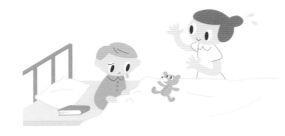

乳幼児の場合、親が参加していることで子どもに「親が助けてくれなかった」という思いをさせないよう、親に退室してもらうこともあります。

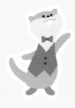

プレパレーションを行おう！

- プレパレーションは、準備、予習、心構えを意味する言葉です。小児医療のなかでは、「病気、入院、検査、処置などによる子どもの不安や恐怖を最小限にし、子どもの対処能力を引き出すために、その子どもに適した方法で心の準備やケアを行い、環境を整えること」* と定義されています。
- 発達段階に応じたプレパレーションを実施することで、子どもの権利を守ることにつながります。

*古橋知子ほか編. チームで支える！ 子どものプレパレーション：子どもが「嫌」「怖い」を乗り越え，達成感を得るために. 及川郁子監修. 東京, 中山書店, 2012, 20-1.

高齢者への刺入時のポイント

● 高齢者の静脈は、内膜が厚く内腔が狭くなっているため、血流が少なくなっています。そのため、**すぐに針を穿刺せず、駆血帯で縛ることで静脈が十分に拡張するまで待ちましょう。**

● 高齢者の血管壁は脆弱で、脂肪層が薄く、皮膚の弾性が低下しています。血管は表在化していますが、穿刺時に血管が動いてしまうことがあるので、**しっかりと血管を押さえて刺入する**ようにしましょう。

● **弾力の低下した血管や硬く触れる血管**への刺入を避けるようにします。

高齢者にかぎらず、穿刺しようとすると血管が動いて思うように穿刺できない場合があります。そのようなときは、穿刺する手とは反対の手の人差し指と中指で、**穿刺予定部の上下に位置する血管を押さえて血管を固定する**と、穿刺しやすくなります。

MEMO

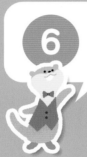

第 2 章 ｜ 基本編

6 点滴挿入後の観察と血管外漏出時の対応

点滴では、挿入した後の観察が大切です。点滴を行うことで合併症が起こることもあるため、合併症の早期発見が非常に重要です。ここでは、点滴中の観察のポイント、および血管外漏出などの合併症について理解しましょう。

Point

➡ 点滴では、挿入後に異変や合併症がないかどうかを観察しましょう。

➡ 特に刺入部の観察では、少しの変化にも敏感になりましょう。

➡ 血管外漏出が起こったら、コンパートメント症候群に気をつけましょう。

点滴挿入後の観察

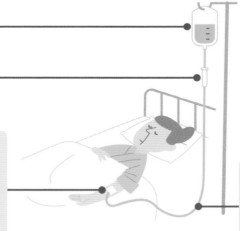

点滴ボトル
・確実に減っているか？
・正しい薬剤か？

クレンメ・滴下筒
・クレンメの開き具合は？
・滴下速度は？

穿刺部
・発赤はないか？
・痛みはないか？
・腫脹はないか？
・しびれはないか？
・静脈炎の徴候はないか？
（静脈炎スケールで評価する）

輸液ライン
・屈曲・ねじれはないか？
・引っ張られていないか？
・患者さんの下敷きになっていないか？

点滴の刺入部を確認するタイミングは？

点滴漏れがいつ起こるのかはわからないため、異常の早期発見がとても重要です。巡視、ケア、処置などで患者さんのもとを訪れることがあれば、退室前には必ず、点滴をボトルから刺入部までたどって、確認するようにしましょう。

点滴によって起こる合併症とは？

- 神経損傷
- 皮下出血
- 静脈炎
- 血管外漏出
- 感染
- 空気塞栓症

☑ 静脈炎

- 静脈炎は血流感染の原因となることがあるため、静脈炎スケールを用いて症状の程度をしっかりアセスメントしましょう（**参照〈第2章8 血流感染防止のための対策〉p.61**）。

☑ 空気塞栓症

- 多量の空気が血管へ流入すると、肺動脈の流出路が閉塞してしまい、低酸素状態になり、呼吸困難をきたします。
- 点滴から空気が混入した場合、10mLほどまでなら大丈夫ですが、患者さんにとっては不安なことなので、すぐに対処しましょう。

皮膚潰瘍、組織壊死、コンパートメント症候群の徴候にも注意しよう！
軟部組織は、皮膚と筋肉、骨に囲まれた閉鎖された領域です。点滴が漏れることで、そのなかにある筋肉、血管、神経などが圧迫されて循環不全になると、皮膚潰瘍や組織壊死が起こります。循環不全により壊死や神経麻痺が起こることをコンパートメント症候群といいます。

☑ 血管外漏出

- 点滴が漏れてしまった（血管外漏出）場合には、次のような流れで対応します。

①まずは、クレンメを閉じます。
②刺入部を確認し、腫脹、疼痛、熱感、しびれなどの有無を観察します。
③点滴を抜針します。
④抜針部の症状について、重点的に観察します。

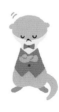

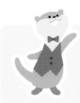

血管外漏出評価スケールで漏出の程度を把握しよう！

　スケールを用いて評価することで、医師や看護スタッフ間で漏れの程度について認識を共有することができます。

血管外漏出評価スケール（米国輸液看護師協会）

グレード	臨床的判断基準	
0	徴候なし	
1	・皮膚が蒼白 ・触ると冷たい	・2.5cm未満の浮腫 ・疼痛の有無は問わない
2	・皮膚が蒼白 ・触ると冷たい	・2.5〜15cmの浮腫 ・疼痛の有無は問わない
3	・皮膚が蒼白 ・軽度〜中等度の疼痛	・15cm超の悪化した浮腫 ・感覚麻痺の感じ
4	・皮膚が蒼白 ・突っ張った皮膚 ・打撲のような傷 ・15cm超の悪化した浮腫 ・循環状態の悪化 ・血液製剤、刺激性薬剤、発泡性薬剤の浸潤	・漏れ ・皮膚の退色 ・腫脹 ・深くえぐれた組織の浮腫 ・中等度〜激しい疼痛

出典：Dougherty L, et al. Standards for infusion therapy. The RCN IV Therapy Forum (Third ed.). The Royal College of Nursing, London, 2010. https://www.area-c54.it/public/royal%20college%20of%20nursing%20-%20standards%20for%20infusion%20therapy.pdf　より作成.

点滴漏れを予防するには？

● 点滴漏れを予防するためには、次のことに気をつけてしっかりと行いましょう。

①刺入部には、太く、弾力のある血管をできるだけ選ぶ。
②刺入部を定期的に観察する。
③刺入部周辺に疼痛、熱感、腫脹がないかどうかを観察し、患者さんにも協力を得て、異常を早期発見できるようにする。
④薬剤が漏れたときには、薬剤名や症状を記録に残し、悪化が見られないかどうかについて重点的に観察する。

滴下しているけれど、漏れているということはよく経験します。クレンメだけを見て、「滴下しているからOK」と思っていないでしょうか。血管外漏出を早期発見するためには、**刺入部を必ず確認しましょう。**漏れているかどうかの判断に不安があるときには、先輩にも一緒に見てもらいましょう。

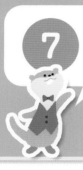

7 滴下速度の計算は簡単！

点滴の滴下速度の計算は難しく感じるかもしれませんが、基本計算式さえ覚えてしまえば簡単です。基本計算式を覚えて、電卓や早見表などを使いながら早く正確に計算しましょう。

Point

➡ 滴下速度の計算式は簡単なので、覚えましょう。

➡ 早く確実に滴下速度を計算するために、電卓や早見表も使いましょう。

滴下速度を計算してみよう

基本の計算式

> **ⓐ 滴下速度**（1分間の滴下数）(滴/分)　=　$\dfrac{\text{ⓑ 予定輸液量}_{(mL)} \times \text{ⓒ 1mLの滴下数}^{※}_{(滴/mL)}}{\text{ⓓ 予定時間}_{(時間)} \times 60_{(分)}}$
>
> ※成人15〜20滴・小児60滴

ⓐ ⓑ ⓒ ⓓ に数字を当てはめると計算できる！

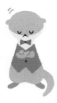

1mLの滴下数は、輸液ラインの包装に書いてあるよ！

☑ Exercise **1**

成人用点滴セット（ⓒ**20滴/mL**）で、ⓑ**100mL**の抗菌薬をⓓ**30分**で滴下させる場合、1分間に何滴滴下するでしょうか？

> **ⓐ 滴下速度**（1分間の滴下数）　=　$\dfrac{\text{ⓑ }100 \times \text{ⓒ }20}{\text{ⓓ }1/2 \times 60}$　=　$\dfrac{2{,}000}{30}$　=　66.666...
>
> ➡ **66滴/分**
> （約1滴/秒）

☑ Exercise 2

小児用点滴セット（ⓒ 60滴 /mL）でⓑ 500mL の輸液をⓓ 10時間で滴下させる場合、1分間に何滴滴下するでしょうか？

$$\text{ⓐ 滴下速度（1分間の滴下数）} = \frac{\text{ⓑ } 500 \times \text{ⓒ } 60}{\text{ⓓ } 10 \times 60} = \frac{30{,}000}{600} = 50$$

➡ 50滴/分

点滴の指示が出たら、どうする？

☑ Question 1

ソリューゲン ®G 500mL を1日3本 24時間で持続点滴するように指示が出ました。成人用輸液セット（1mL＝20滴）を用いると、1分間に何滴を滴下すればよいでしょうか？

☑ Answer 1

24（時間） ÷ 3本 ＝ 8時間/本

$$\text{ⓐ 滴下速度（1分間の滴下数）} = \frac{\text{ⓑ } 500 \times \text{ⓒ } 20}{\text{ⓓ } 8 \times 60} = \frac{10{,}000}{480} = 20.83\ldots$$

➡ 20滴/分

☑ Question 2

50mL の生理食塩液に抗菌薬を溶解したものを1時間かけて滴下する場合、成人（1mL＝15滴または1mL＝20滴）、小児（1mL＝60滴）の輸液セットを用いると、それぞれ1分間に何滴を滴下すればよいでしょうか？

☑ Answer 2

成人用（15滴の場合）

$$\text{ⓐ 滴下速度（1分間の滴下数）} = \frac{\text{ⓑ } 50 \times \text{ⓒ } 15}{\text{ⓓ } 1 \times 60} = \frac{750}{60} = 12.5$$

➡ 12滴/分

成人用（20滴の場合）

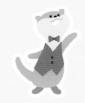 滴下速度
（1分間の滴下数） $=$ 50 × 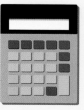 20 ／ 1 × 60 $=$ $\dfrac{1{,}000}{60}$ $=$ 16.66...

➡ **16滴/分**

小児用（60滴の場合）

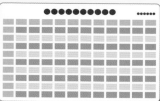 滴下速度
（1分間の滴下数） $=$  50 × 60 ／ 1 × 60 $=$ $\dfrac{3{,}000}{60}$ $=$ 50

➡ **50滴/分**

ツールを使って早く正確に計算しよう！

　電卓や早見表、アプリなどを使うことで、滴下数を早く正確に計算することができます。

| 電卓 | 早見表 | アプリ |

輸液滴下数早見表を使うと、滴下数がすぐにわかるよ！

輸液滴下数早見表（10秒間の滴下数）

時間	500mL （成人 20滴）	100mL （成人 20滴）	500mL （小児 60滴）	100mL （小児 60滴）
30分	55.6	11.1	—	33.3
1時間	27.8	5.6	83.3	16.7
2時間	13.9	2.8	41.7	8.3
3時間	9.3	1.9	27.8	5.6
4時間	6.9	1.4	20.8	4.2
5時間	5.6	1.1	16.7	3.3
6時間	4.6	0.9	13.9	2.8
7時間	4.0	0.8	11.9	2.4
8時間	3.5	0.7	10.4	2.1
9時間	3.1	0.6	9.3	1.9
10時間	2.8	0.6	8.3	1.7
12時間	2.3	0.5	6.9	1.4
24時間	1.2	0.2	3.5	0.7

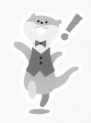

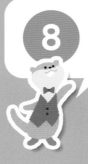

8 血流感染防止のための対策

カテーテル関連での血流感染を防止するには、微生物の侵入経路を理解したうえで、処置台を清潔に保ったり、接続部を清拭したり、末梢カテーテルを定期的に交換する必要があります。また、血液感染の原因となる静脈炎の有無を観察することも大切です。

Point

→ 感染の原因となる微生物の侵入経路を理解しましょう。

→ 清潔処置台を清潔に保ちましょう。

→ 接続部は70％アルコール綿でしっかりと清拭を行いましょう。

→ 末梢カテーテルの交換は、96時間（4日間）ごとを目安にします。

微生物の侵入経路

- カテーテル由来血流感染 (catheter related blood stream infection；CRBSI) とは、血管内に留置されているカテーテルに細菌が定着・増殖し、感染したことをいいます。

☑ 薬液

- ミキシングの操作時や無菌状態の破綻、不適切な保管方法などにより、汚染されます。

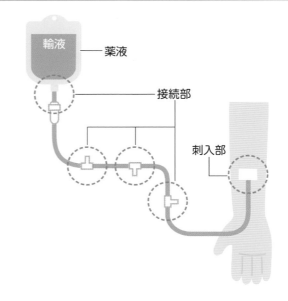

輸液 —— 薬液

接続部

刺入部

薬液のゴム栓には、出荷後の搬送過程や保管時、開封時に微生物が付着している可能性があります。必ず消毒しましょう！

☑ 接続部

- 側管からの薬剤投与時の清潔操作が不十分なときや不適切なライン管理により、汚染されます。

☑ 刺入部

- 針を挿入する際の清潔操作が不十分なとき、ドレッシング材の選択や刺入部の管理が不適切な場合に汚染されます。

カテーテル感染が発生すると、治療の中断とカテーテルの再挿入となります。また、抗菌薬などの医療費が増加したり、入院期間が延長したりするなど、患者さんだけではなく、医療施設にも大きな影響が出てしまいます。

微生物の侵入を防ごう！

☑ 薬液

輸液ミキシング

| マスクを装着し、手指衛生を行う。 | ▶ | シリンジや薬液など、必要なものをすべて清潔処置台上に配置して、準備する。 | ▶ | 再度、手指衛生を実施し、未滅菌手袋を着用してミキシングを行う。 | ▶ | 薬液のゴム栓部分は開封後は、必ずアルコール綿で消毒する。 |

微生物の侵入を防ぐコツ

- 清潔処置台では、ほこりなどによる汚染を防ぐ。
  - ➡ 空調やエアコンの風が直接当たらない位置に配置する。
- 清潔処置台は、使用前後にアルコール性の環境クロスを用いて清拭する。
  - ➡ 清潔処置台の上には輸液ミキシングするもの以外は置かない。

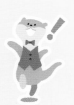

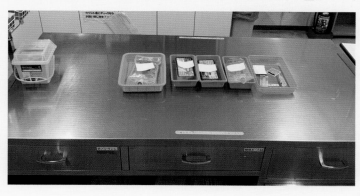

☑ 接続部

輸液セットの交換

- **一般的に**少なくとも7日ごとには、交換します。血液、血液製剤、脂肪乳剤の投与を受けている患者さんでは、**点滴開始から24時間以内に交換**します。
- 血液、血液製剤、脂肪乳剤の投与を受けていない患者さんで継続使用の場合は、**96時間間隔を超えない頻度で交換**します。

接続部の消毒方法

- 側管から薬液を投与する時は、単包70％のアルコール綿を用いて、清拭をしっかりと行います。
- ゴシゴシと清拭することで、微生物を除去することができます（**参照〈第3章1 点滴静脈注射を安心してできるようになろう！〉p. 73**）

☑ 刺入部

刺入部位の観察

- ドレッシング材の上から刺入部位を視診・触診して、**圧痛の有無を毎日観察**しましょう。
- 静脈炎を起こしやすいため、血管外漏出を起こすと薬液によっては皮膚組織が壊死することもあります。
- 明らかな静脈炎、感染、カテーテル機能不全のうちいずれかの徴候を認めたら、**抜去**しましょう。

主な観察ポイント
疼痛／圧痛、紅斑／発赤、腫脹／浮腫、熱感／赤い索条（線条）、排膿など

MEMO

静脈炎スケールを用いて、静脈炎の徴候を観察しよう！

静脈炎とは、投与した薬液が血管内皮を刺激することにより、血管痛、発赤、色素沈着などが静脈に沿って生じる症状です。静脈炎は血流感染の原因となることがあるため、静脈炎スケールを用いて症状の程度をしっかりアセスメントしましょう。**（参照〈第2章6 点滴挿入後の観察と血管外漏出時の対応〉p. 52～54）**

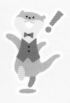

静脈炎スケール（米国輸液看護師協会）

スケール	症状	所見
0	症状なし	—
1+	発赤あり（疼痛の有無は問わない）	
2+	・「発赤および／または腫脹」を伴う疼痛あり ・発赤がなくても、腫脹を伴う疼痛あり	
3+	・「発赤および／または腫脹」を伴う疼痛あり ・赤い索状、索状硬結を触知可能	
4+	・「発赤および／または腫脹」を伴う疼痛あり ・赤い索状、長さ1インチ（2.54cm）以上の索状硬結が触知可能 ・排膿あり	

出典：京都大学医学部附属病院看護部．"輸液管理・血管確保時の安全管理"．IVナース認定プログラム技能認定テキスト．第2版．東京，サイオ出版，2023，28-40．より作成

末梢カテーテルの交換

- 末梢静脈カテーテルは、感染や静脈炎のリスクを低減するために、72～96時間よりも頻回に交換する必要はありません。
- ただし、長期留置することで静脈炎のリスクが高まるため、4日ごとに交換します（当院の場合）。

> 末梢カテーテルの交換は96時間（4日間）ごとを目安にしよう！

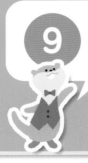

⑨ 薬剤投与の禁忌と投与時の注意

輸液による薬剤投与時には禁忌や注意がたくさんあります。短時間での直接投与や薬剤の吸着、可塑剤溶出などが起こらないように、禁忌や注意をしっかりと確認しましょう。

Point

- ➡ カリウム製剤のシングルボーラス投与（短時間での投与）は禁忌です！
- ➡ 混合すると配合変化を起こす薬剤の禁忌については、添付文書などで調べて確認します。
- ➡ 薬剤の吸着・可塑剤の溶出が起こる場合は、PVCフリーまたはDEHPフリーの輸液ラインを使います。

カリウム製剤のシングルボーラス投与は禁忌

● カリウム（K）は心機能への影響が大きく、**急激なカリウム補正（血清K値の上昇）は、心停止を起こす恐れがある**ため、シングルボーラス投与（短時間での投与）を行わず、慎重に投与する必要があります。

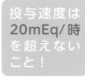

投与速度は20mEq/時を超えないこと！

シングルボーラス投与は禁忌です！

カリウム製剤を投与する際の注意点
- ● 濃度：40mEq/L以下（末梢静脈）
- ● 速度：20mEq/時以下
- ● 投与量：100mEq/日以下
- ● ECGモニタリング
- ● 尿量：0.5mL/kg/時以上を確保
- ● 副腎機能不全、腎機能障害、抗アルドステロン薬、アンジオテンシン変換酵素阻害薬の使用時などは、高カリウム血症の発生に注意する。

出典：河野克彬. 輸液療法入門. 改訂2版. 京都, 金芳堂, 1995, 146-51. より作成

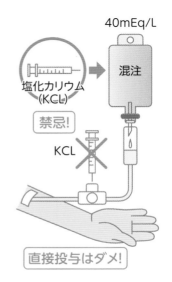

40mEq/L

混注

塩化カリウム（KCL）

禁忌!

KCL

直接投与はダメ！

- 輸液中のカリウム濃度が40mEq /Lより高いと、投与時にカリウムの血管刺激で血管痛が出現します。必ず40mEq /L以下に希釈しましょう。

☑対応

- 投与速度が速すぎて高カリウム血症を起こしてしまった場合は、ただちに投与を中止します。
- 救急処置として、カルシウム剤、ブドウ糖＋インスリン、高張ナトリウム液、炭酸水素ナトリウム剤などを投与します。

混合すると配合変化を起こす薬剤の禁忌

- 配合変化とは、**2種類以上の注射薬を混合するときに起こる物理的・化学的変化**のことです。
- 注射薬はもともと単独投与を想定してつくられており、安定性を維持するために添加物（溶解剤、pH調整剤、安定化剤、防腐剤）が加えられています。2種類以上の注射薬を混合した場合には、「主薬と主薬」「主薬と添加物」「添加物と添加物」の反応によって配合変化が起こることがあります。配合変化が起こると、薬剤効能が低下したり、輸液ラインが閉塞したりしてしまうため、薬剤によっては配合禁忌（「原則禁忌」「配合不可」）とされています。

本書で紹介できる混合してはいけない薬剤はほんの一部です。その他にも、配合禁忌のある薬剤はたくさんあります。投与前に、添付文書などで「効果・効能」と一緒に、「併用禁忌」「併用注意」の項目に「原則禁忌」「配合不可」などの内容が書かれていないかどうかも調べましょう。

☑pH移動により沈殿を生じやすい薬剤（配合禁忌）の例

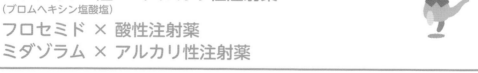

ソルダクトン®　×　酸性注射薬
（カンレノ酸カリウム）

ビソルボン®注　×　アルカリ性注射薬
（ブロムヘキシン塩酸塩）

フロセミド　×　酸性注射薬

ミダゾラム　×　アルカリ性注射薬

※持続投与する場合、生理食塩液または5%ブドウ糖で5倍希釈すると側管投与は可能です。
※ポリ塩化ビニル（PVC）製の輸液バッグやルートを使用しましょう。乳酸リンゲル液との配合は不可です。

☑ 結晶が析出する恐れがある薬剤（配合不可）

> セフトリアキソンナトリウム × Ca含有注射薬

※セフトリアキソンとカルシウム含有製品の同時投与で、結晶の析出例や死亡例が報告されています。そのため、セフトリアキソンを投与する際は前後に生食フラッシュを行います。

☑ 気泡が発生する薬剤

> メイロン × 高カロリー輸液

※高カロリー輸液には、製剤の安定性を確保するためなどの理由で酸が添加されています。そのため、アルカリ性のメイロン（炭酸水素ナトリウム；$NaHCO_3$）を混合することで炭酸ガスが発生し、輸液内に細かい泡が発生します。

輸液ラインによる薬剤の吸着・溶出

- 輸液ラインには薬剤によって吸着・溶出するものがあるため、使用時には注意して確認しましょう。
- 使用時に薬剤による吸着・溶出が起こることがわかったら、「PVCフリー」や「DEHPフリー」というポリ塩化ビニルを使用していない輸液ラインを使用します。
- PVC使用のカテーテルは脂溶性薬剤に触れると、その可塑剤であるフタル酸ジ-2-エチルヘキシル（DEHP）が溶出する危険性があります。DEHPは人体に有害で生殖毒性があると報告されているため、特に注意して確認しましょう。

「PVC」はポリ塩化ビニル（poly vinyl chloride）、「DEHP」はフタル酸ジ-2-エチルヘキシル（phthalic acid di〔2-ethylhexyl〕phthalate）のことです。

投与前に、添付文書の「適用上の注意」「使用上の注意」などを調べて、吸着・溶出の有無について確認しよう。

吸着とは？
輸液ラインに薬剤が付着してしまい、投与する薬剤の濃度が低下することです。

溶出とは？
輸液ラインをやわらかくしている可塑剤であるDEHPが溶け出してしまうことです。溶出したDEHPは、薬剤とともに患者さんに投与されてしまいます。

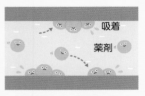

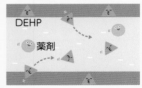

☑ PVC製チューブの使用で、吸着される主な薬剤

- ニトログリセリン（ミリスロール®）
- 硝酸イソソルビド（ニトロール®注）
- インスリン
- ミダゾラム（ドルミカム®）　　など

　※PVC製輸液ラインを使用すると、薬剤が輸液ラインに吸着されて含量が低下し、正確な薬剤量を
　　静脈内に投与できなくなります。

☑ PVC製チューブの使用で、DEHPが溶出する主な薬剤

- アミオダロン塩酸塩（アンカロン®）
- 脂肪乳剤（イントラリポス®）
- プロポフォール（1％プロポフォール注）
- 高カロリー輸液用総合ビタミン剤（フルカリック®）　　など

輸液ラインの種類

- PVC製輸液セットを使用して投与することで吸着や溶出をきたす薬剤には、「PVCフリー」「DEHPフリー」の輸液ラインを使用しましょう。

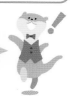

必ず添付文書や院内ルールを確認しましょう！

☑ 「PVCフリー」と「DEHPフリー」輸液ラインの違い

- PVCフリー：PVC、DEHPともに使われていない。
- DEHPフリー：PVCは使われているが、DEHPは使われていない。

PVCフリー輸液ライン

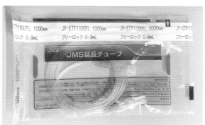

DEHPフリー輸液ライン

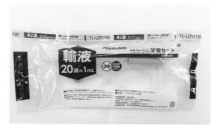

MEMO

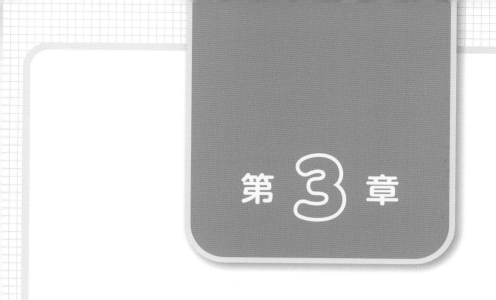

第3章

手技編

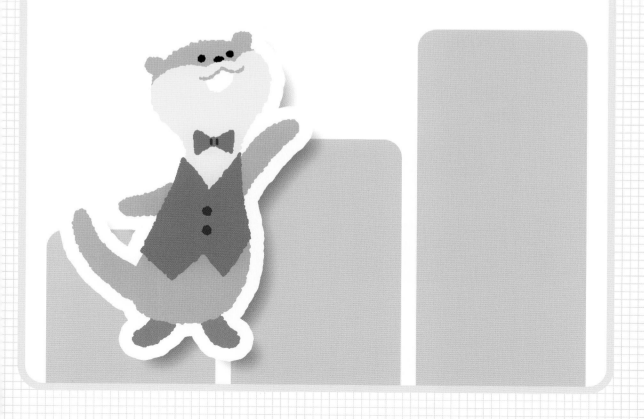

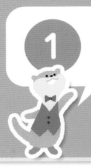

① 点滴静脈注射を安心して できるようになろう！

点滴静脈注射の手順や根拠を中心に、穿刺のコツや基本原則について学んでいきます。

Point

➡ 指示された物品を確実に準備しましょう。

➡ 6R（正しい患者、薬剤、目的、用量、方法、時間）を確認しましょう。

➡ 確実な手順で行いましょう。

点滴静脈注射の準備

① 医師の指示を確認します。

② 手洗いを行います。

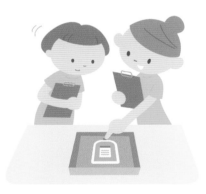

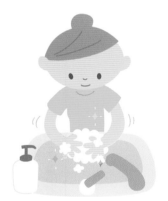

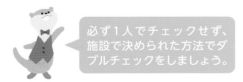

必ず1人でチェックせず、施設で決められた方法でダブルチェックをしましょう。

❸ 必要物品を用意します。

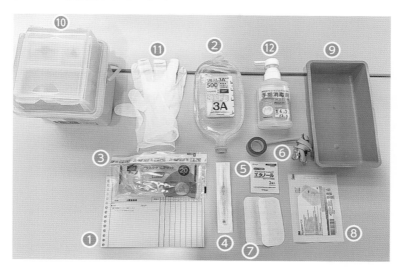

❶ 注射指示箋	❼ 固定用テープ	⑫ 手指消毒剤
❷ 指示された薬剤	（ドレッシング材）	※混注が必要な場合
❸ 輸液セット	❽ 肘枕	・薬剤
❹ 注射針（留置針）	❾ トレイ	・注射器
❺ アルコール綿	⑩ 注射針廃棄ボックス	・注射針
❻ 駆血帯	⑪ 手袋	・アルコール綿

❹ 指示されたものを6Rで確認します。

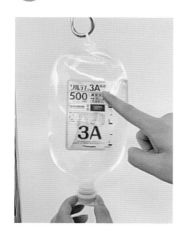

患者
Right patient

薬剤
Right drug

目的
Right purpose

用量
Right dose

方法
Right route

時間
Right time

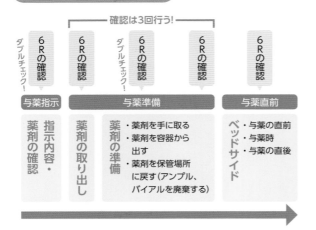

6R実施のタイミング

確認は3回行う!

ダブルチェック! 6Rの確認	6Rの確認	ダブルチェック! 6Rの確認	6Rの確認	6Rの確認
与薬指示	与薬準備			与薬直前
指示内容・薬剤の確認	薬剤の取り出し	薬剤の準備 ・薬剤を手に取る ・薬剤を容器から出す ・薬剤を保管場所に戻す(アンプル、バイアルを廃棄する)		ベッドサイド ・与薬の直前 ・与薬時 ・与薬の直後

点滴を実施するあらゆるタイミングで6Rに基づいて確認を行いましょう。また、患者間違いがないように患者氏名を名乗ってもらったり、患者識別バンドなどを使用して確認をしていきましょう。

原則として、口頭指示は行うべきではありません。ただ、現実的に臨床現場で口頭指示をなくすことが難しい場合もあります。そのため、「6R」を意識して、口頭指示受け用紙を活用し、復唱して医師に確認を得ます。その際は、薬剤名や単位も略さず、語尾まで正確に確認しましょう。

⑤ 輸液セットを準備し、輸液剤と接続します。

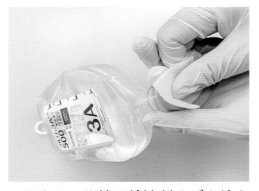

● アルコール綿で輸液剤のゴム栓をしっかりと消毒します。

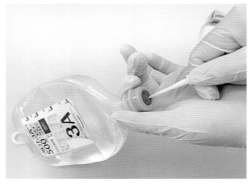

● 輸液セットの導入針を輸液剤容器に刺します。

MEMO

❻ 輸液セットに薬液を満たします。

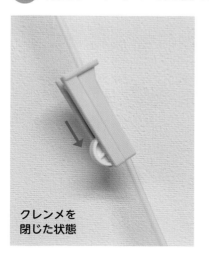

**クレンメを
閉じた状態**

● 輸液セットを開封するとクレンメは開いている
ため、まずは閉じます。

> クレンメが開いたまま薬剤と接続
> すると、一気にライン内が満たさ
> れ空気が多量に入ってしまう恐れ
> があるため、注意しましょう！

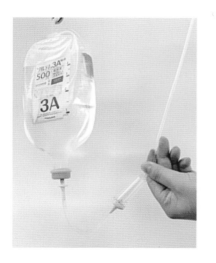

● 滴下筒が1/2〜1/3程度満たせているかどう
かを確認してから、ゆっくりクレンメを開けて、
ラインの先まで輸液を満たします。

> 滴下筒を満たしている薬液が半分
> 以下の場合は、空気の混入を避け、
> 滴下を見やすくするために、半分
> 程度まで増やす必要があります。

クレンメを閉じて満たす場合

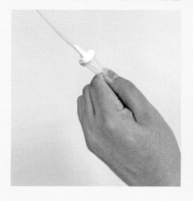

クレンメを閉じたまま満たす場合は、滴下筒をつまん
で滴下筒を満たします。

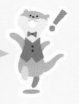

> 滴下筒を真っすぐにして満たすと、
> 空気が入る場合があります。滴下
> 筒を斜めにして滴下筒の壁に当て
> るようにすると、空気が入りにく
> いです。

点滴静脈注射の実施手順

1 輸液をセットします。

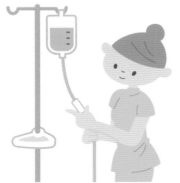

安全のために6Rを徹底
して確認します。

2 患者説明を行います。

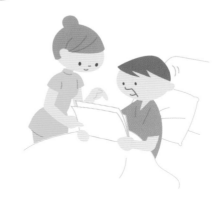

●目的の説明とともに、患
者確認も行います。
●ベッドサイドでは、患者さ
んにも協力してもらい、担
当している患者さんが本人
かどうかについて最終確認
をしましょう。

3 駆血帯を締めます。

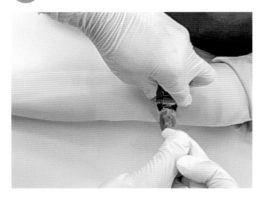

皮膚トラブルを避けるため
にも、寝衣の上から巻くと
いいです！

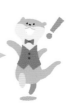

MEMO

....

....

....

....

④ 穿刺する血管を選択します。

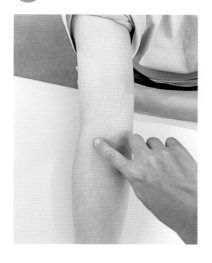

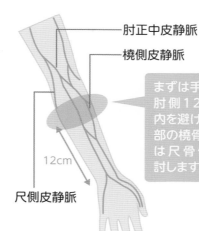

肘正中皮静脈

橈側皮静脈

まずは手首から肘側12cm以内を避けた前腕部の橈骨側または尺骨側を検討します。

12cm

尺側皮静脈

⑤ アルコール綿で消毒します。

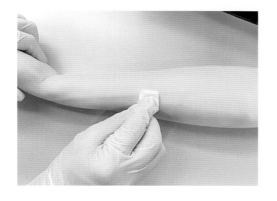

● アルコールにアレルギーがないかを確認します。
● アルコール禁忌の人には、アルコールを含まない消毒綿を使います。

アルコール清拭の方法

刺入部位の中心から外側へ向かって縦7cm程度の楕円を描くように消毒します。アルコールが乾燥してから、針を刺します。

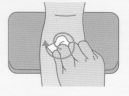

⑥ 注射針（留置針）を準備します。

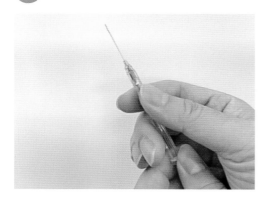

針の切口が上になっていることを確認しましょう。

7 針を血管に刺入します。

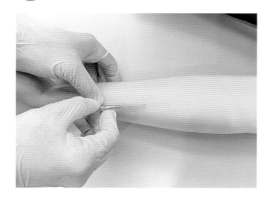

周囲の皮膚を引っ張り静脈を直線にして、刺入部位を安定させると穿刺しやすいです。

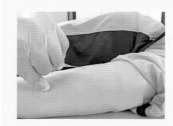
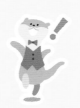

8 血管を穿刺後、血液の逆流を確認します。

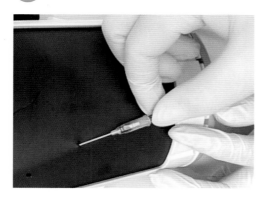

- しびれや腫脹がないかどうかを確認します。
- 血液の逆流があった後に漏れることがあるので、穿刺部に腫脹がないかどうかを確認しましょう。

9 逆血を確認できたら、カテーテル針を 1 〜 2 mm 進めます。

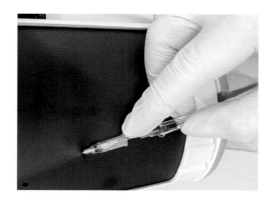

カテーテル針は、針の角度を浅くして、1 〜 2 mm 進めます。

カテーテル針を進めるとき、抵抗があるのに無理に進めてしまうと、漏れにつながります。慎重に進めていきましょう。

⑩ 穿刺部位より中枢を指で圧迫します。

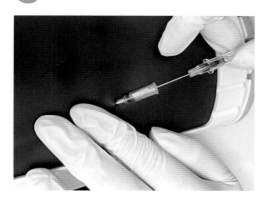

- しっかりと指で穿刺した血管の遠位を圧迫しないと、血液で周囲が汚れてしまいます。

自信がないときには処置シーツなどを用いて、汚染しないようにしましょう。

⑪ 内筒を抜き、廃棄容器に捨てます。

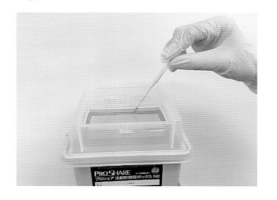

- 針刺しをしないように、廃棄容器を置く位置にも注意します。
- 作業域のことも考えて、廃棄容器を置く位置を調整します。

⑫ 輸液ラインに接続します。

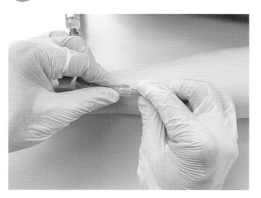

- しっかりと接続します。
- 接続に緩みがあると、この位置から輸液が漏れてしまいます。

⑬ 逆血を確認し、薬剤を注入し、腫脹や疼痛がないかどうか
を確認します。

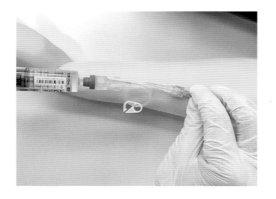

患者さんに痛みがないか、腫脹がないかどうかを確認しましょう。

⑭ フィルムドレッシング材で固定を行います。

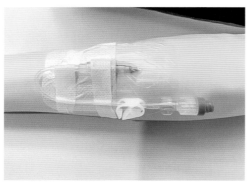

● 固定をするときには、直接皮膚と輸液ラインが接触する部位がないよう、フィルムドレッシング材をクッションの代わりに使用します。
● カテーテルを止めるテープはΩにすることによって、皮膚トラブルのリスクを軽減します。

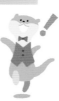

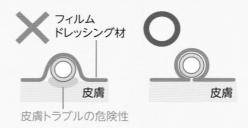

× フィルムドレッシング材

皮膚

皮膚

皮膚トラブルの危険性

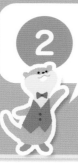

② 輸液ポンプの操作を確実にしよう！

輸液ポンプは、慎重な投与が必要な場合や薬剤を24時間で均等・持続的に投与したい場合などに用いられます。輸液ポンプの各種スイッチ・表示や操作手順を覚えて、スムーズに操作できるようにしましょう。

Point

➡ 輸液ポンプが必要となる場合を覚えておきましょう。

➡ 輸液ポンプの各種スイッチ・表示や操作手順を身につけましょう。

➡ 操作手順、設置方法、アラーム対応なども確実に理解しましょう。

輸液ポンプが必要な場合

- 慎重な投与が必要な場合
- 薬剤を24時間で均等・持続的に投与したい場合
- 微量で正確な量や速度で投与しなければならない場合
- 自然滴下（手動）での調整が困難とされる場合

輸液ポンプの各種スイッチ・表示の名称

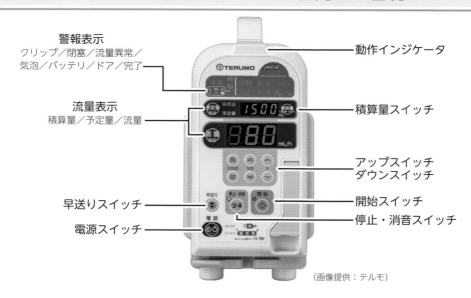

警報表示
クリップ／閉塞／流量異常／
気泡／バッテリ／ドア／完了

動作インジケータ

流量表示
積算量／予定量／流量

積算量スイッチ

アップスイッチ
ダウンスイッチ

早送りスイッチ

開始スイッチ

停止・消音スイッチ

電源スイッチ

（画像提供：テルモ）

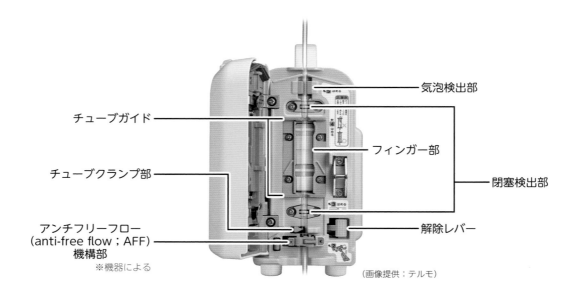

チューブガイド

気泡検出部

フィンガー部

チューブクランプ部

閉塞検出部

アンチフリーフロー
(anti-free flow；AFF)
機構部
※機器による

解除レバー

（画像提供：テルモ）

輸液ポンプの種類

● 輸液ポンプには、2種類の方式があります。

容積制御（流量制御）方式

決められた太さ（径）の輸液セットを
使用することで、チューブをしごいた
距離から送液量を計算する方式です。

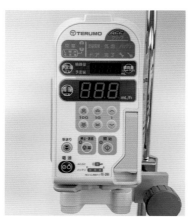

（画像提供：テルモ）

滴下制御（滴数制御）方式

点滴筒内の滴下数を点滴プローブでカ
ウントし、送液量を計算する方式です。

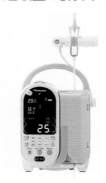

（画像提供：テルモ）

※点滴プローブで滴下数を正しくカウントで
きるように取り付けなければ、流量誤差に
つながってしまいます。そのため、点滴プ
ローブを滴下ノズルと液面の中間に装着し
ます。また、点滴筒が傾かず、直射日光が
当たらないように注意します。

輸液ポンプの準備

① 破損などがないかを確認します。

● 輸液ポンプ本体やポールクランプ、電源コードに破損や薬液の付着がないかどうかを確認します。

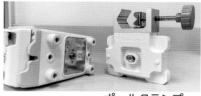

ポールクランプ

> 施設によっては、臨床工学技士が使用前のチェックをすることもあります。それでも、使用前には再度、自分の目で破損がないかどうかを確認します。

② 輸液ポンプをポールクランプに固定します。

● ポンプ底面にあるネジ穴にポールクランプの取り付けネジを締め込み、輸液ポンプを固定します。

③ ポンプを輸液スタンドへ取り付けます。

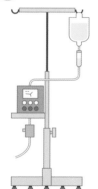

● 輸液剤はポンプの反対側に取り付けます！

> ・バランスをとるため！
> ・輸液の刺入部から液漏れした場合に、薬液がポンプにかからないようにするため！

● ポンプは高い位置に設置しないようにします。
● 安定性のよいスタンド（5本脚など）に設置します。

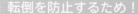

> 転倒を防止するため！

④ AC 電源を接続します。

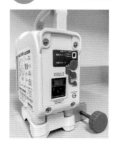

● 本体にAC電源コードが奥までしっかり接続していること、プラグがコンセントに接続していることを確認します。

> 災害時や検査時など移動が必要なときにバッテリが切れないように、保管している場合も必ず電源を接続しておきましょう。

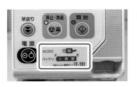

● ランプが点灯しているかどうかを確認します。
　・AC ランプ：AC 電源が接続できている場合に点灯します。
　・バッテリランプ：内蔵バッテリの容量に合わせて点灯します。

チューブの装着と輸液の開始

❶ ドアを開け、電源を入れる。

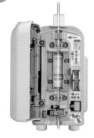

● 輸液セットのチューブを装着していない状態で、「電源スイッチ」を押し続け、電源を入れる。

● 外観・機構に異常がないことを確かめよう！
● チューブ装着部に輸液剤などの固着がないことも確認しよう！

❷ チューブを装着する。

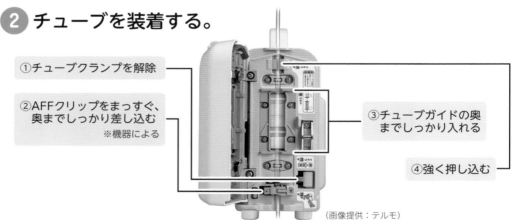

①チューブクランプを解除

②AFFクリップをまっすぐ、奥までしっかり差し込む
※機器による

③チューブガイドの奥までしっかり入れる

④強く押し込む

(画像提供：テルモ)

下からセットしよう！

装着時のポイント
● 指定の輸液セットを使用しよう！
● 点滴筒には、1/3 程度薬液をためる！
● チューブは引っ張らず、下から上へまっすぐ装着する！

AFF クリップとは？
アンチフリーフロー（AFF）クリップは、クレンメなどの閉め忘れによる自然落下により薬液が一気に投与されるフリーフローを防ぐための機構です。機器によって付いていない機器もあります。

クレンメはポンプの下流側にセットしよう！
● 閉塞の原因を取り除いたときのボーラス投与を抑えられる！
● 気泡混入警報が発生したときに、クレンメを閉じて点滴筒へ気泡を逃せる！

☑ チューブ装着時の注意点

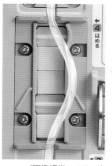

①蛇行させない！
②各所には奥までしっかり挿入する！
③強く引っ張らない！
④ドアにチューブを挟まない！

薬剤の過大・過小注入や未投与などでは、正常な輸液が行われない可能性があるため、注意しましょう！

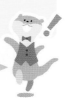

(画像提供：テルモ)

☑ 流量・予定量の設定と輸液の開始

● **流量（mL／時）数値**をアップ・ダウンスイッチで設定します。

● **予定量（mL）数値**をアップ・ダウンスイッチで設定します。

● **クレンメ**を全開にします。

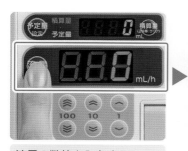

流量の数値を入力する。
▶流量の点滅を確認する。
▶流量スイッチを押す。

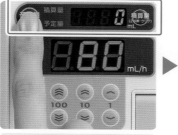

予定量の数値を入力する。
▶予定量の点滅を確認する。
▶予定量スイッチを押す。

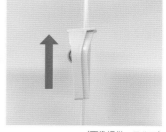

(画像提供：テルモ)

● 早送りスイッチを押し、ライン先端まで薬液を満たします。

● 「開始スイッチ」を押し、輸液を開始します。

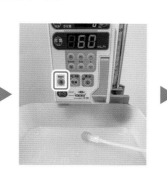

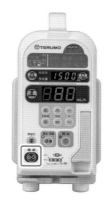

確認しよう！
・開始表示ランプが点滅すること。
・動作インジケータが緑色に点滅すること。
・点滴筒内の滴下が始まること。

患者説明と主な協力内容

● 患者説明時などには、次のような内容も伝えて、患者さんの協力を得られるようにします。

> **主な協力内容**
> ・刺入部に痛みを感じたり気分が悪くなったりしたら、すぐに知らせてもらいます。
> ・アラームが鳴ったり、何かおかしいと思ったりしたら、教えてもらいます。
> ・機器には触らないようにしてもらいます。
> ・支柱台は輸液ポンプで荷重がかかっているので、取り扱いに気をつけてもらいます。
> ・ポンプの充電コードは歩行時には外し、歩行後は接続してもらいます。

定期的に確認するポイント

● 薬液が減っているかどうかを目視で確認します。

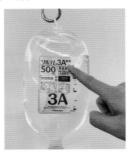

機器を過信せず、必ず確実に投与できているかどうかを自分の目で確認しましょう！

施設によっては、マジックペンで時間を記入します。そうすれば、投与できているかどうかが確認できます。

● 輸液ポンプの積算量を確認します。

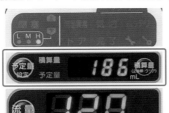

(画像提供：テルモ)

積算量は薬液の投与量を示します。

● 点滴の刺入部を確認します。

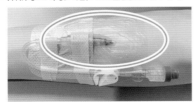

血管外漏出があったとしても、輸液ポンプは薬液を投与し続けるため、発赤・腫脹・疼痛などの出現がないかどうかに注意しましょう！

アラーム対応

①アラームが鳴ったら「停止・消音」スイッチを押します。

②アラーム内容を確認します。

③アラーム内容に沿った**チェック**・対応を行います。

警報表示

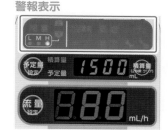

（画像提供：テルモ）

☑ 閉塞アラーム

● 輸液ラインなどが閉塞した場合に点滅します。

┌─ チェックポイント ─────────────────────────┐

・クレンメは閉じていないか？　　　　・ラインの屈曲はないか？

・三方活栓は閉じていないか？　　　　・ライン内に結晶や混濁などがないか？

・刺入部に漏れはないか？

└─────────────────────────────────────┘

☑ 気泡アラーム

● チューブの中に気泡（空気）が流れてきた場合に点滅します。

┌─ チェックポイント ─────────────┐

・輸液が終了していないか？

・ラインに気泡がないか？

└───────────────────────┘

ラインに気泡があったらどうする？
クレンメを閉じて輸液ポンプから
ラインを外し、ラインを弾いて気
泡を点滴筒へ上げよう。

☑ バッテリアラーム

● 内蔵バッテリで作動中にバッテリの残りが少なくなった場合に点滅します。

┌─ チェックポイント ─────────────────────────┐

・AC電源がしっかりポンプ本体に挿さっているか？

・電源コードがコンセントから抜けていないか？

└─────────────────────────────────────┘

☑ ドアアラーム

● ドアが開いた場合やしっかり閉まっていない場合に点滅します。

┌─ チェックポイント ─────────────────────────┐

・ドアがしっかり閉まっているか？

・ラインが不適切な場所に挟まっていないか？

└─────────────────────────────────────┘

☑ 完了アラーム

● 積算量が予定量に達した場合（予定量の入力時のみ）に点滅します。

┌─ チェックポイント ─────────────────────────┐

輸液がまだ残っている場合は、予定量を再設定して再開始する。

└─────────────────────────────────────┘

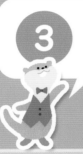

3 シリンジポンプの操作を確実にしよう！

シリンジポンプでは極めて微量の投与を行うため、ささいな間違いが大きな事故につながります。操作手順をしっかりと覚えて、確実にシリンジポンプを使えるようになりましょう。

Point

➡ シリンジポンプは、輸液を慎重に投与する場合などに使用します。

➡ 患者さんには、痛みや気分が悪くなったことを知らせるなどの協力をしてもらいます。

➡ 輸液の減少は機器の表示だけではなく、目視でも必ず確認します。

シリンジポンプが必要な場合

- 慎重な投与が必要な場合
- 薬剤を24時間で均等かつ持続的に投与したい場合
- 微量で正確な量や速度で投与しなければならない場合
- 自然滴下（手動）での調整が困難な場合

シリンジポンプの各部の名称

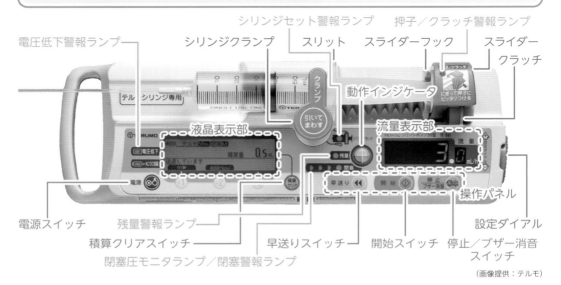

（画像提供：テルモ）

シリンジポンプの操作手順

① シリンジを装着していない状態で電源スイッチを押し、電源を入れます。

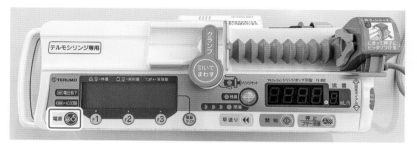

② シリンジをセットする。

● クランプを引いて回します。

● シリンジのフランジをスリットに入れます。

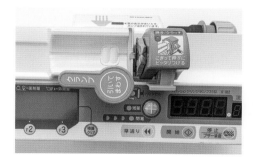 ▶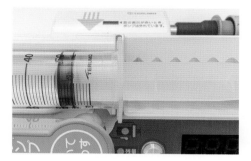

③ クラッチを押した状態で、シリンジの押子に当たるまで移動します。

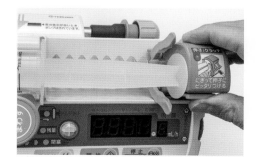

3箇所が固定できているかどうかを確認しよう！

・スリットに入っているか？
・クラッチがシリンジの押子をホールドしているか？
・クランプは下りているか？

④ クラッチを放しクランプを戻し、しっかりと固定します。

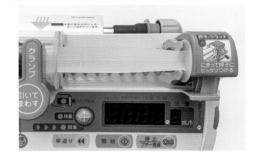

⑤ ダイアルを回転させ、流量（mL/ 時）を設定します。

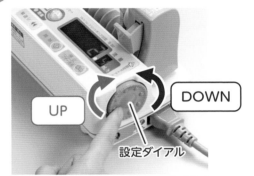

UP　DOWN

設定ダイアル

（画像提供：テルモ）

なぜダイアル式？
ダイアルを回転させることで流量が徐々に増減するため、桁間違いなどが起こりにくくなります。

小数点に注意しよう！
シリンジポンプは極めて微量投与であるため、間違えると大きな事故につながります。必ず指差し呼称をしましょう。

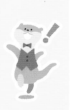

⑥ 早送りスイッチを押し、ライン先端まで薬液を満たします（プライミング）。

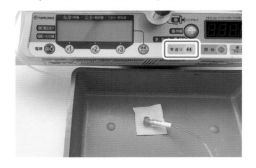

輸液ラインにはエア検出機能はないため、ラインの先端までエアがないかどうかを必ず確認します。

⑦ シュアプラグ®や三方活栓にしっかりとつなげます。

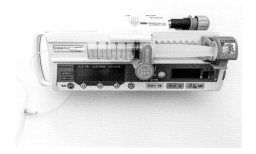

⑧ 「開始」スイッチを押し、送液を開始します。

チェックポイント

- 動作インジケータが緑色に回転点灯しているか？
- 流量に間違いはないか？
- シュアプラグ®や三方活栓に接続できているか？
- シリンジは確実にセットできているか？

輸液スタンドへシリンジポンプを取り付けるときのポイント

- 固定ができるまで、手を離さないようにします。
- 安全性のよいスタンドを使用し、重心が低くなるよう取り付けます。
- 患者さんとシリンジの高さをできるかぎり合わせます。

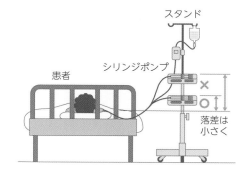

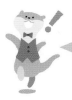

シリンジの固定不良がある場合やシリンジポンプが患者さんより高い場合には、高低落差により急速投与される（サイフォニング現象）ため、気をつけましょう！

患者説明と主な協力内容

● 患者説明時などには、次のような内容も伝えて、患者さんの協力を得られるようにします。

主な協力内容

- 刺入部に痛みがあったり気分が悪くなったりしたら、すぐに知らせてもらいます。
- アラームが鳴ったり、何かおかしいと思ったら、教えてもらいます。
- 機器には触らないようにしてもらいます。
- 支柱台は輸液ポンプで荷重がかかっているので、取り扱いに気をつけてもらいます。
- ポンプの充電コードは歩行時には外し、歩行後は接続してもらいます。

定期的に確認しよう！

● シリンジ内の薬液が減っているかを目視で確認します。

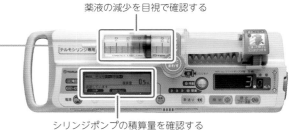

薬液の減少を目視で確認する

シリンジポンプの積算量を確認する

（画像提供：テルモ）

機器を過信せず、必ず確実に投与できているかどうかを確認しましょう！

● シリンジポンプの積算量を確認します。

● 点滴刺入部を確認します。

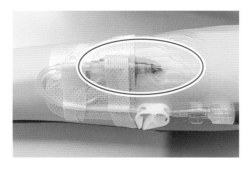

血管外漏出があったとしても、シリンジポンプは薬液を投与し続けるため、発赤・腫脹・疼痛などの出現がないかどうかに注意しましょう！

アラーム対応

①アラームが鳴ったら「停止・消音」スイッチを押します。
②アラーム内容を確認します。
③アラーム内容に沿った対応を行います。

☑ 主なアラーム内容

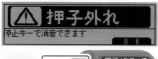

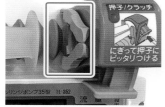
（画像提供：テルモ）

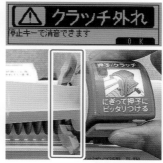
（画像提供：テルモ）

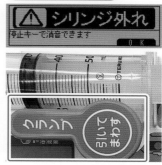
（画像提供：テルモ）

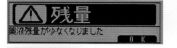
（画像提供：テルモ）

ポンプは稼働しており、警報と同時に残量警報ランプが点滅する。

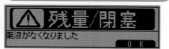

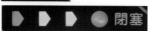
（画像提供：テルモ）

ポンプは停止し、残量警報ランプが点滅したまま、警報と同時に閉塞警報ランプが点滅する。

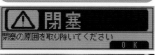

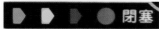

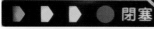

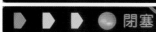
（画像提供：テルモ）

完全に閉塞するまでにかなりの時間を要するため、液晶表示部に内圧レベルを表示できる機種であれば、視覚的に閉塞状況を把握することができます。

第3章　手技編　③　シリンジポンプの操作を確実にしよう！

閉塞時の対応で注意すること！

閉塞しているということは、ポンプから閉塞箇所までのどこかで圧が高まっている状態です。輸液ライン内やシリンジ内で、圧が高まっていることがあります。この内圧を解除しないままで閉塞の原因を取り除くと、たまっていた薬液がいきなり患者さんへ投与されてしまいます。必ず内圧を解除したうえで、閉塞の原因を取り除きましょう。

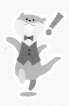

閉塞の解除方法

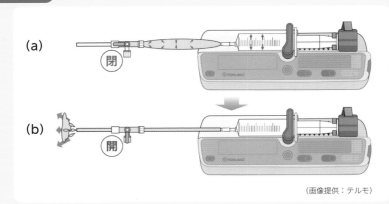

(a)　閉

(b)　開

(画像提供：テルモ)

①警報を止め、閉塞原因を確認します。
②患者さんに送液されないように、閉塞部よりも患者側のラインを閉じます（a）。
③三方活栓を開放（b）、または三方活栓にシリンジを装着し、圧を三方活栓側に抜きます（c）。
④再開し、送液を開始します。

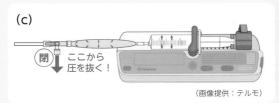

(c)　閉　ここから圧を抜く！

(画像提供：テルモ)

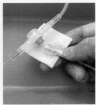

三方活栓がない場合、接続部をいったん外してから圧を抜く方法もあります。しかし、輸液ラインをいったん開放してしまうことで、感染のリスクも増えます。状況に応じて、最適な方法を考えましょう。

MEMO

シリンジポンプを交換しよう！

1 停止スイッチを押し、三方活栓があれば閉じ、シュアプラグ®の場合は鉗子で輸液ラインを挟みます。

2 輸液ラインをシリンジポンプから外します。

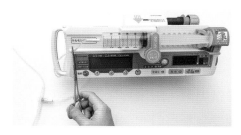 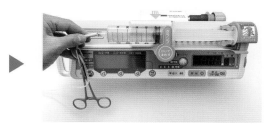

3 新しいシリンジ薬液をセットします。

4 ラインに空気が入らないようにし、また押子の押す圧力を一定にするために早送りを行い、薬液をシリンジから出して満たします。

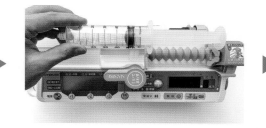 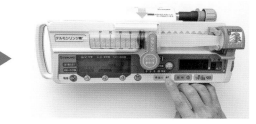

5 薬液がシリンジから出たら、輸液ラインにつなぎます。

6 三方活栓もしくはシュアプラグ®に輸液ラインを接続し、鉗子を外して開放してから、開始スイッチを押します。

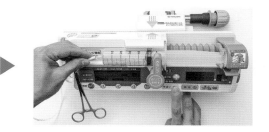 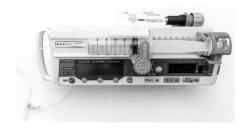

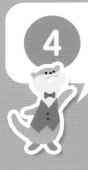

4 生食ロックを的確にしよう！

持続的に点滴静脈注射を行わないときには、ロックをします。以前はヘパリンロックが主流でしたが、副作用があるため生理食塩液（生食）を用いたロックが主流になっています。生食ロックの手技を確実に身につけましょう。

Point

➡ ロックをするときは、基本的に生理食塩液（生食）を用います。

➡ 生食ロックを行うときは、陽圧をかけながらロックします。

➡ 必要時にヘパリンロックを行うときには、合併症に気をつけましょう。

ルートをロックするってどういうこと？

● 輸液を一時的に中断したり、間欠的に投与したりするときに、**輸液ラインが血液で固まらないようにする（血液凝固の防止）**目的で行います。

● 主に生理食塩液を使用しますが、ヘパリン加生理食塩液を使用することもあります。

● 「ロック」は「生食ロック」「ヘパリンロック」と呼ばれています。

生食ロック

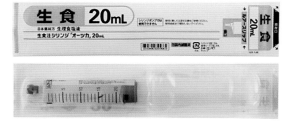

ヘパリンロック

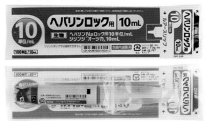

● ロック用にプレフィルド製剤（すでに薬剤がシリンジに充填されているキット製剤）が販売されています。

● プレフィルド製剤は簡便で作業効率が高く、感染リスクも軽減することができます。

● 特にヘパリンはロック以外にも、「ヘパリンNa」としてアンプルもあります。

● プレフィルド製剤がない場合は、生理食塩液や、ヘパリンを加えた生理食塩液を充填することで、シリンジに使用することもできます。

生理食塩液でロックして血液は固まらないの？

生理食塩液とヘパリンでは血液の固まりにくさが違いそうですが、生理食塩液でロックするときには陽圧ロックをすることで血液が固まりにくくなるとされています。ただ、中心静脈カテーテルや末梢挿入型中心静脈カテーテル（peripherally inserted central venous catheter；PICC）など内径の太いものについてはヘパリンを使用することもあります。

生食ロックの手順（末梢静脈の場合）

①静脈内留置針の刺入部および周辺について、**疼痛、発赤、腫脹、熱感の有無、留置針の屈曲や損傷の有無**を確認します。

②接続部を**消毒用アルコール綿で消毒**します。

③シリンジ内の空気を抜き、輸液ラインと接続し、**血液の逆流を確認**します。

プレフィルド製剤の場合、生理食塩液が充填されていますが、シリンジ内に空気が入っています。使用する前には、忘れずに空気を抜くようにしましょう。

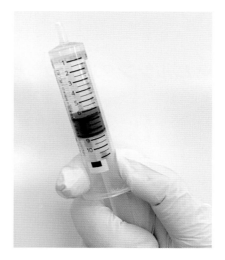

④フラッシュ溶液が残り0.5〜1mL程度になったら、**注入しながら（陽圧をかけながら）ロック**します。

抵抗、漏出がないかどうかを確認します。抵抗がある場合、圧力をかけて無理に注入しないようにしましょう。生理食塩液の量は、延長チューブの2倍の容量を目安とします。

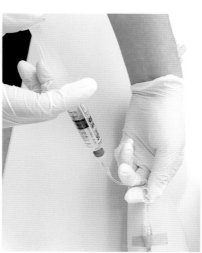

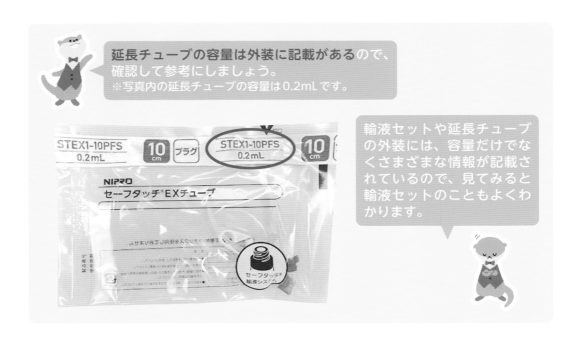

延長チューブの容量は外装に記載があるので、確認して参考にしましょう。
※写真内の延長チューブの容量は0.2mLです。

輸液セットや延長チューブの外装には、容量だけでなくさまざまな情報が記載されているので、見てみると輸液セットのこともよくわかります。

☑ パルシングフラッシュ法

● 断続的に生理食塩液を注入して（少し押して止める、また少し押して止めるを繰り返して）、パルス（波を生じるような動作）を繰り返して、カテーテル内に水の乱流を起こし、**内腔の物理的洗浄効果を高めるフラッシュ法**です。

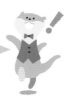

3mL注入、少し待つ、
3mL注入、少し待つ
（繰り返し）

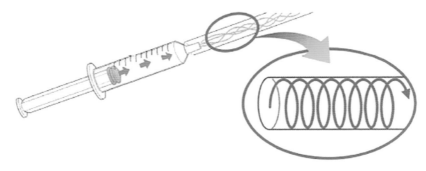

中心静脈カテーテル、PICCカテーテルのように、長いカテーテルのロックをするときにはパルシングフラッシュを行うようにしましょう。

ヘパリンロックをするのはどんなとき？

- 現在は、主に生理食塩液でロックすることが多いです。しかし、**中心静脈カテーテル、PICCカテーテル**を使用しているときはカテーテルが長く、血栓形成リスクがあるため、ヘパリンロックを指示されることもあります。
- デメリットとしては、**血小板減少症やヘパリン起因性血小板減少症**（heparin-induced thrombocytopenia；HIT）、**出血**のリスクがあります。

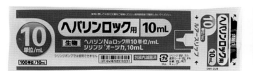 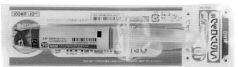

ヘパリン起因性血小板減少症（HIT）って？

ヘパリンに対する抗体が産生され、血小板が活性化し血液凝固能の亢進が起こることで、血小板が減少し血栓塞栓性疾患を併発する病態です。主な所見・診断として、血小板減少（ヘパリン投与前から30〜50％以上の減少）、動静脈血栓、HIT抗体陽性などがあります（※薬剤、播種性血管内凝固症候群〔disseminated intravascular coagulation；DIC〕、多臓器不全など、ほかに血小板が減少する原因が存在しない場合）。

MEMO

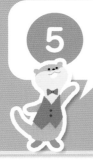

5 輸液施行中の生活介助のコツ

輸液を行っている患者さんの療養生活に関しては、介助のコツを学びましょう。観察することだけでなく、気をつける点なども一緒にお伝えします。

Point

➡ 刺入部と輸液剤容器、シリンジポンプの高さに注意して設置します。

➡ 感染予防のために、手指衛生のタイミングを意識して手指消毒を徹底します。

➡ 認知症高齢者では、輸液ラインが「見えないように」ラインの管理を工夫します。

介助の基本

● 輸液ラインが絡まない、引っ張られないように介助を行います。

> 移動や移乗を行うときには輸液ラインを必ず確認しましょう。患者さんが移乗するところにラインが絡まないか、引っ張られていないかも併せて見ましょう。

移動

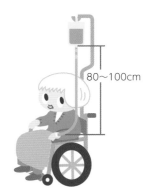

80〜100cm

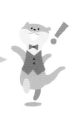

輸液剤容器と刺入部の高さの差は、80〜100cmに調整するよ！

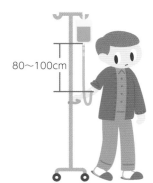

80〜100cm

主な注意点と対策

●体位や輸液剤と刺入部の高さの差によって、滴下速度が変わります。

　➡移動するときや移動した後には、滴下速度を再確認しましょう。

●輸液剤と刺入部の高さの差が少ないと、血液が逆流します。

　➡高さの差を80〜100cmに調整します。

●支柱台の高さが適切か確認しましょう。

　➡輸液剤との差がないと滴下速度が落ちますし、高すぎると不安定で倒れてしまいます。支柱台を支えに歩行する患者さんがいますが、危ないのでやめてもらいましょう。歩行が不安定であれば、車いすなどを選択します。

輸液ポンプ・シリンジポンプを使用している場合の介助のポイント

●輸液ポンプを使用する場合は、取り付ける位置に注意します。**輸液ポンプは下のほうに取り付ける**ようにしましょう。

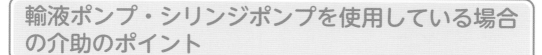

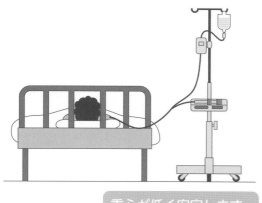

重心が低く安定します。

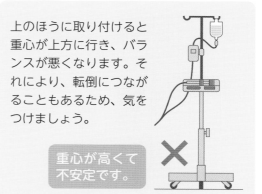

上のほうに取り付けると重心が上方に行き、バランスが悪くなります。それにより、転倒につながることもあるため、気をつけましょう。

重心が高くて不安定です。

●**シリンジポンプを使用する場合は、シリンジポンプを患者さんと同じ高さに設置する**ようにしましょう。

●シリンジポンプが、患者さんより高い位置に設置されていると、**高低差によって薬剤が急速に注入されてしまう（サイフォニング現象）**ことがあるため、気をつけましょう。

入浴

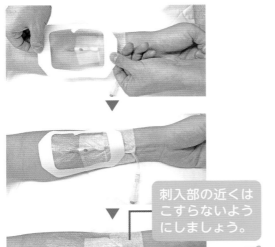

刺入部の近くは
こすらないよう
にしましょう。

- 入浴する際は、生食ロックを行います。
- 刺入部が濡れないように、フィルムドレッシング材などで保護します。
- 保護しているとはいえ、入浴中はできるだけお湯がかからないようにします。
- 入浴後は、刺入部の観察を行い、輸液を再開します。

- 刺入部保護用のフィルムドレッシング材を使用するときには、刺入部固定用のフィルムドレッシング材との間に薄いガーゼなどを挟むようにしましょう。
- 刺入部保護用のフィルムドレッシング材を刺入部固定用のフィルムドレッシング材と合わせてしまうと、刺入部保護用のフィルムドレッシング材を剥がすときに刺入部固定用のフィルムドレッシング材も一緒に剥がれてしまいます。事故抜針につながるため、気をつけましょう。

更衣（着衣時）

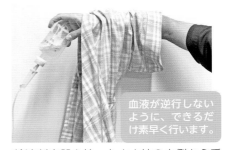

血液が逆行しない
ように、できるだ
け素早く行います。

- 血液の逆流を予防するため、クレンメを一時的に閉じます。

- 輸液剤容器を持ったまま袖の内側から手を抜きます。

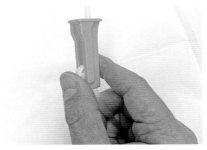

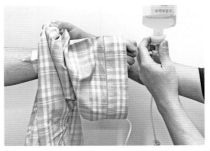

- 輸液剤を通します。

- 袖の内側から手を入れ、輸液剤容器を持ちます。

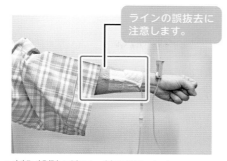

ラインの誤抜去に注意します。

● 刺入部側の腕に、袖を通します。

● 逆の腕にも袖を通し着衣を整えた後、クレンメを開放し、滴下を調節します。

● 袖口がゆとりのあるサイズを選択することで、更衣しやすくなります。

● 袖を抜くとき、袖を通すときにはラインを押さえながらすることによって**事故抜去**を予防できます。

● 袖を通すときは、「健側から脱ぎ、患側から着る」ことが原則になります。

食事

● 食事によりベッドの頭部側を上げるときには、輸液ラインが引っ張られないように支柱台の位置の調整を行いましょう。

● 利き手の手背に輸液ラインが入っているときには、箸を使うことが難しくなります。その際は、フォークやスプーンなどを使用できるようにセッティングしましょう。

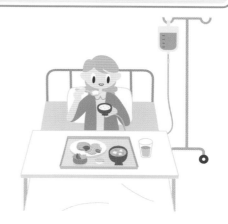

睡眠

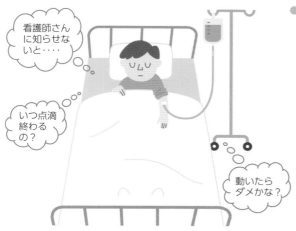

看護師さんに知らせないと・・・・

いつ点滴終わるの？

動いたらダメかな？

● 寝返りなどで、輸液ラインが屈曲することがあります。巡視時に、確認するようにしましょう。

患者さんは点滴中に、「動いたらダメかな？」「夜中に点滴がなくなったらどうしよう」と不安かもしれません。睡眠中も観察をしていることや、点滴が終わる時間を把握しており睡眠中に交換するということを説明し、安心してもらいましょう。

感染予防

● 感染予防を確実に行うためには、**手指消毒を徹底すること、輸液セットの接続部も消毒すること、輸液セットの交換は適切な頻度で行うこと**が重要です。

☑ 手指消毒を徹底する

● 人の皮膚には常在菌がおり、カテーテルを介して血管内に混入するとカテーテル関連血流感染（catheter-related blood stream infection；CRBSI）が引き起こされることがあります。
● 点滴を作成するときには、無菌操作で実施します。
● 点滴を実施するときなどには、**WHOの手指衛生の5つのタイミング**を意識して手指消毒を行います。

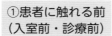
WHOの手指衛生の5つのタイミング

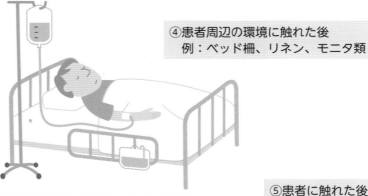

①患者に触れる前
（入室前・診療前）

②清潔／無菌操作の前
例：ライン挿入、創傷処置など（手袋着用直前）

③血液／体液に触れた後
例：検体採取、尿・便・吐物処理など（手袋を外した後）

④患者周辺の環境に触れた後
例：ベッド柵、リネン、モニタ類

⑤患者に触れた後
（退室後・診察後）

☑ 輸液セットの接続部も消毒する

● 輸液セットの側管から点滴を接続する**ニードルスコネクタのアクセスポートをゴシゴシと2回以上擦りながら消毒する**ことで、汚染のリスクを最小限にすることができます。

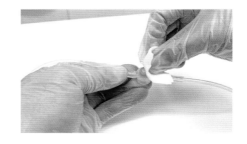

☑ 輸液セットの交換は、適切な頻度で行う

- 輸液セットは、**96時間ごとよりも頻繁に交換しない**ようにしますが、少なくとも**7日に1回は交換**しましょう。
- 血液、血液製剤、脂肪乳剤を使用した場合は、**注入開始から24時間以内**に交換します。

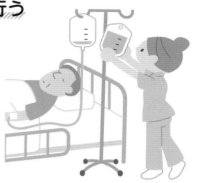

高齢者への対応

- 超高齢社会となり、入院患者も多くが高齢者です。
- せん妄や認知症などにより、点滴を安全に実施できない患者さんも見られます。安全に点滴を行えるように、工夫して対応しましょう。

☑ 見えないようにライン管理を行う

- 患者さんがラインを見たり、気になったりしないように、襟からラインを出すなど、ライン管理に工夫をします。

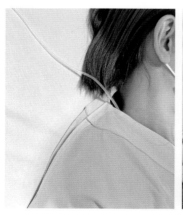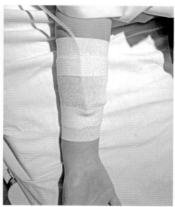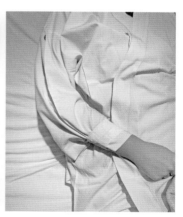

高齢の患者さんは、点滴をしていることを忘れてしまったり、認識できていない状態で輸液ラインが見えて気になったりすると、輸液ラインや刺入部を触ってしまい、**事故抜去**につながることがあります。

☑ 点滴していることを忘れる場合

● 認知症や短期記憶障害などで点滴をしていることを忘れてしまう場合は、**繰り返し説明を行ったり、説明を書いたものをベッドサイドに置いたりする**など、その都度点滴をしていることを思い出してもらえるように工夫します。

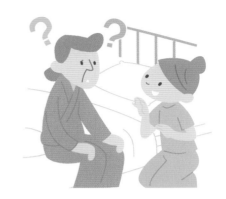

小児への対応

● 小児では刺入部を安静にすることが難しく、また挿入部が手背になることも多いため、シーネを使って固定します。
● 輸液ポンプで管理することも多く、血管外漏出が起こることもあるため、刺入部をこまめに観察します。

シーネ固定の方法

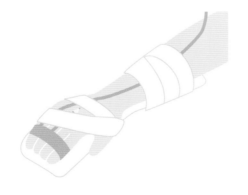
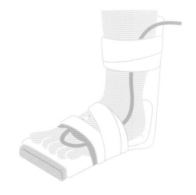

小児では固定を優先するあまり、テープの固定により神経障害をきたすこともあります。そのため、刺入部のみを観察するだけでなく、手指の先の血流障害、神経障害も観察するようにしましょう。

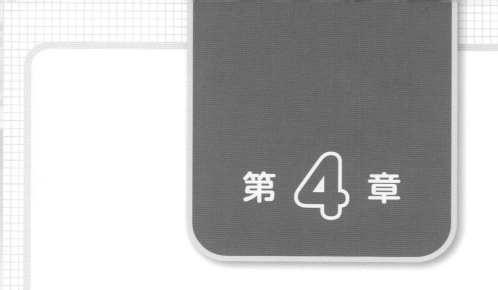

第4章

自信がつく対応と
注意点を押さえよう！

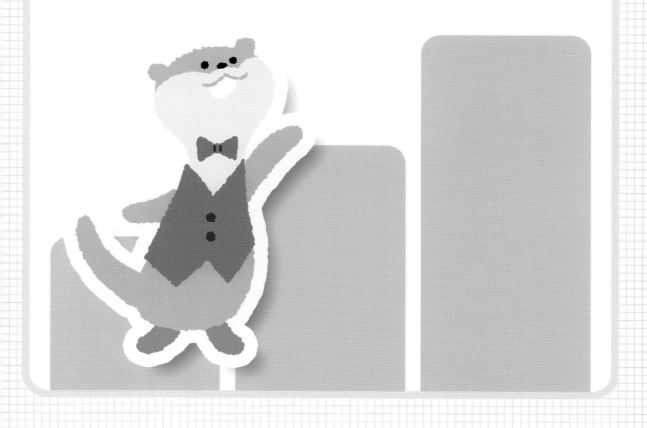

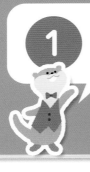

1 心不全への輸液療法

心不全における治療では、輸液を入れるよりも出すことが重要です。フロセミド投与後は低カリウム血症をきたすこともあるため、血液検査の低カリウム値などに注意しましょう。

Point

➡ **心不全への治療では、輸液を入れるよりも出すことが重要です。**

➡ **フロセミド投与後は、低カリウム値（低カリウム血症）に注意します。**

➡ **トルバプタンの投与中は、患者の飲水制限が緩和されます。**

心不全患者の主な症状と経過

心不全患者

（60歳代、男性）

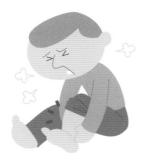

- 息切れ、下肢浮腫で受診しました。
- 心不全と診断され、ループ利尿薬であるフロセミドの静脈注射の指示が出ました。
- 投与後に低カリウム血症になることがあるため、カリウム値を入念にチェックしましょう。
- その後、トルバプタンの静脈注射の指示が出ました。

・フロセミド：ナトリウムを出すことで、同時に水分を排出します。
・トルバプタン：ナトリウムを残し、選択的に水分だけを排出します。

心不全とは？

- 「心不全」は心臓にダメージを与える心臓自体の病気や心臓以外の要因によって、心臓の動きが低下し、ポンプ機能の役割を果たせなくなっている「状態」のことをいいます。

心不全の原因

心臓の病気

・虚血性心疾患（心筋梗塞）
・心臓弁膜症
・心筋症
・不整脈　など

心臓以外の要因

・高血圧
・腎臓病
・貧血
・肺疾患
・炎症性疾患　など

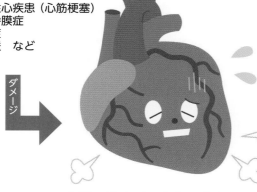

ダメージ

ダメージ

心臓の働きが不十分な状態＝心不全

「心不全」という言葉は、病名を表すものではありません。

輸液療法の考え方

● 心不全は、体の中に水がたまっている状態であり、心臓の動きも低下しているため、輸液を急速投与してしまうと、さらに症状が増悪します。

● 心臓のポンプ機能が低下し、体液貯留が起こっている状態にある場合、輸液を入れるというより、利尿薬を用いて体外に出すことが治療になります。

● 左心機能が低下しているときには併せて、強心薬（ドブタミン塩酸塩）などが投与されることもあります。

● 使用される輸液は、5％ブドウ糖輸液や3号液が使われることが多いです。

5％ブドウ糖輸液

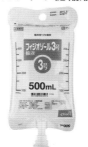

（画像提供：大塚製薬工場）

3号液

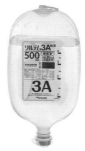

（画像提供：テルモ）

血管内に残る量が少なく、心臓に負担をかけない輸液が使用されます。
ルートキープの目的で、生理食塩液を微量で投与することもあります。

第4章　自信がつく対応と注意点を押さえよう！　❶　心不全への輸液療法

輸液時の注意点

血液検査では、カリウム（K）値に注目する

- 心不全の治療では、利尿薬、特にループ利尿薬であるフロセミドが投与されます。
- ループ利尿薬はヘンレ上行脚に作用し、カリウムの排泄を促進するため、低カリウム血症になることがあります。
- 利尿薬の投与により尿量が確保されると、症状が軽減したと安心しそうになりますが、入念にカリウム値をチェックしましょう。

低カリウム血症は何が怖い？

- 心電図変化として、QT延長をきたします。低カリウム血症になると、不整脈（心室頻拍、心房粗動などの致死的不整脈）を引き起こします。
- 症状として脱力、麻痺が起こります。下肢の支持力が低下し、日常生活動作（activities of daily living；ADL）が低下します。

低カリウム血症になると、足がつることがあります。利尿薬の効果により尿の流出が多い患者さんが、「足がつる」と訴えたら、低カリウム血症になっている可能性があります。低カリウム血症になると不整脈が出現することもあるため、心電図モニターをよく見るようにしましょう。

新しい薬が出たときには？
医療の進歩は目覚ましく、薬もいろいろと変化してきています。「あっ、新しい薬！」と思ったときには、「どのような機序で効果があるのか？」について、チェックしましょう。この10年ほどで処方が広まっているトルバプタンでは、集合管に作用して水の再吸収を阻害し、電解質を含まず水だけを排出します。
つまり、水だけを排出するということは、高ナトリウム血症のリスクがあります。口渇感を感じた場合は飲水を行うため飲水制限が緩和されますが、なんとなく「利尿薬か……」と思って従来のように飲水制限をしていたり、高ナトリウム血症のサインに気づけなかったりすると、患者さんの不利益になることもあります。新しい薬が出たときには、機序、副作用、看護上の注意点について、しっかりと確認しましょう。

2 急性膵炎への輸液療法

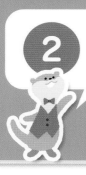

急性膵炎は急速に重症化し循環不全をきたすため、循環動態を安定させるために大量輸液を行う必要があります。脱水所見、腹部コンパートメント症候群の症状、呼吸状態を観察し、重症化の早期予防につなげましょう。

Point

➡ 急性膵炎は急速に重症化し、炎症が全身に広がり、循環不全をきたします。

➡ 循環動態を安定させるために、大量輸液がまずは必要になります。

➡ 脱水所見、腹部コンパートメント症候群の症状、呼吸状態などを観察します。

急性膵炎患者の主な症状と経過

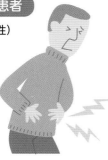

急性膵炎患者

（60歳代、男性）

- 心窩部から背部にかけての断続的に強い腹痛の出現があり、受診しました。
- CT検査の所見および採血検査でアミラーゼとリパーゼの上昇が見られたことから、膵炎と診断されました。
- その後、大量輸液とタンパク分解酵素阻害薬の投与指示が出ました。

急性膵炎とは？

- 急速かつ重篤に循環動態が悪化し、適切な処置がなされないと死に至る疾患です。
- 原因は、アルコール、胆石、内視鏡的逆行性胆道膵管造影（endoscopic retrograde cholangiopancreatography；ERCP）などがあります。
- 膵臓内で消化酵素であるトリプシンなどのタンパク分解酵素の活性化によって、膵臓の自己融解が起きたり、強い炎症が起きたりして、多臓器にも波及してしまいます。

- 診断基準は、下記3項目のうち2項目以上を満たし、ほかの膵疾患や急性腹症を除外した場合です。

> **【急性膵炎の診断基準】**
> ・上腹部に急性腹痛発作と圧痛がある
> ・血中または尿中に膵酵素（膵アミラーゼ、リパーゼ）の上昇がある
> ・超音波、CTまたはMRIで膵臓に急性膵炎に伴う異常所見がある
>
> 出典：急性膵炎診療ガイドライン2021改訂出版委員会編．"急性膵炎の診断：診断基準"．急性膵炎診療ガイドライン 2021．第5版．東京，金原出版，2021，32．

- 急性膵炎では、非常に強い炎症反応が起き、重症な状態になることがあります。
- 多臓器に炎症が及び、体は高サイトカイン血症の状態になります。
- 循環不全、呼吸不全、腎不全、播種性血管内凝固症候群（disseminated intravascular coagulation；DIC）の合併がみられます。
- 体中が敗血症のような炎症を起こし、血管透過性の亢進による循環不全をきたし、ショックに陥ります（**参照〈第3章3 敗血症性ショック〉 p.110-113**）。

輸液療法の考え方

- 敗血症の輸液管理と同じように、細胞外液による輸液療法の適応となります。
- 循環を安定させるために、大量輸液が必要になります。
- 膵炎の輸液療法では、敗血症のように指標がありません。
- 膵炎は急速にショックに移行する危険性があるため、脱水所見となるバイタルサイン、フィジカルアセスメント、血液検査、超音波、輸液反応性の指標により評価します。

輸液時の注意点

- 血管透過性亢進に伴う多量胸水の貯留により、呼吸状態が悪化します。
- 酸素投与、場合によっては人工呼吸管理を行う必要が出てきます。
- 呼吸状態（呼吸回数、呼吸音の変化、SpO_2の変化）に注意して観察しましょう。

> **腹部コンパートメント症候群とは？**
> 大量輸液療法や炎症による血管透過性亢進や浮腫により腹壁コンプライアンスが低下し、腹腔内圧が上昇することを腹部コンパートメント症候群といいます。腹腔内圧の上昇により、横隔膜や下大静脈が圧迫され、呼吸不全・循環不全が起きます。腹部症状も必ず観察しましょう。

急性膵炎の重症度判定基準を知っておこう！

急速に症状が悪化する危険性があるため、重症度判定基準により重症化していないかどうかを必ず評価します。

急性膵炎の重症度判定基準

予後因子を各1点として、3点以上は重症と判定する。

予後因子
・Base Excess≦-3mEq/Lまたはショック（収縮期血圧≦80mmHg） ・PaO_2≦60mmHg（room air）または呼吸不全（人工呼吸管理が必要） ・BUN≧40mg/dL（またはCre≧2mg/dL）または乏尿（輸血後も1日尿量≦400mL） ・LDH≧基準値上限の2倍 ・血小板数≦10万/mm³ ・総Ca値≦7.5mg/dL ・CRP≧15mg/dL ・年齢≧70歳 ・SIRS診断基準における陽性項目数≧3
SIRS診断基準項目 ①体温>38℃または<36℃ ②脈拍数>90回/分 ③呼吸数>20回/分またはPaCO₂<32mmHg ④白血球数>12,000/mm³か<4,000/mm³、または10%幼若球の出現

※SIRS：全身性炎症反応症候群（systemic inflammatory response syndrome）

出典：武田和憲ほか．急性膵炎の診断基準・重症度判定基準最終改訂案．厚生労働科学研究補助金難治性疾患克服研究事業難治性膵疾患に関する調査研究，平成17年度総括・分担研究報告書．2006, 27-34. より作成

MEMO

第4章 自信がつく対応と注意点を押さえよう！

❷ 急性膵炎への輸液療法

③ 敗血症性ショックへの輸液療法

敗血症性ショックは治療が早いほど予後がよくなるため、初期輸液では晶質液（細胞外液）の急速投与を行います。また、輸液必要性と輸液反応性の両方を意識して過剰輸液を避ける必要もあります。

Point

➡ 敗血症性ショックでは、血液分布異常性ショック、心収縮力の低下、敗血症性心筋障害（SIMD）などをきたします。

➡ 晶質液（細胞外液）30mL/kg以上を3時間以内で投与します。

➡ 輸液必要性と輸液反応性の両方を意識して、過剰輸液を避けます。

敗血症性ショック患者の主な症状と経過

敗血症患者

（80歳代、女性）

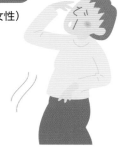

● 発熱と意識レベル低下、血圧低下があり、受診しました。
● 採血と尿検査の結果、敗血症と診断されました。
● 晶質液（細胞外液）と抗菌薬の投与を開始しました。

敗血症性ショックとは？

● 敗血症性ショックは、4つのショックの分類（心原性、心外閉塞・拘束性、血液分布異常性、循環血液量減少性）のうち、**血液分布異常性ショック**と**循環血液量減少性ショック**に分けられます。

• 敗血症：感染症に対する制御不能な宿主反応に起因した生命を脅かす臓器障害
• 敗血症性ショック：敗血症で輸液に反応しない低血圧があり、平均動脈圧65mmHgを保つのに昇圧薬を要し、かつ乳酸値2mmol/L（18mg/dL）以上の状態

出典：日本集中治療医学会. 日本版敗血症診療ガイドライン2020. 日本集中治療医学会雑誌. 28(Suppl), 2021, S1-S411.

- 感染によって侵襲が加わり、炎症性サイトカインの作用により、血管透過性が亢進します。
- 炎症性サイトカインや発痛物質であるブラジキニン、血管拡張作用をもつヒスタミンや一酸化窒素（nitric oxide；NO）などが産出され、血管拡張を引き起こします。

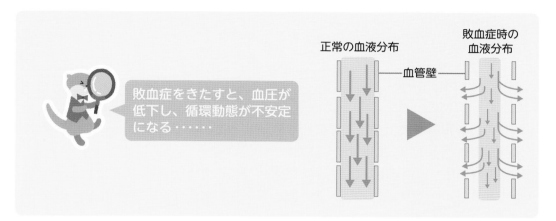

- 高度な炎症が起きた場合、β受容体の感受性低下に伴う陰性変力作用により、心収縮力が低下します。
- 心収縮力の低下により、カテコラミンの反応性が低下する敗血症性心筋障害（sepsis-induced myocardial dysfunction；SIMD）が起こります。

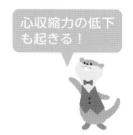

輸液療法の考え方

- 敗血症は、適切な治療が早ければ早いほど予後がよくなるため、**初期輸液では細胞外液の急速投与**をまず行います。
- そのため、**敗血症治療の1時間バンドルに沿って、早期に治療介入**します。

敗血症の1時間バンドル

・敗血症を認識したら、まず乳酸値を測定する。
・抗菌薬の投与前に血液培養検査を行う。
・広域スペクトラム抗菌薬を1時間以内に投与する。
・低血圧や乳酸値4mmol/L（36mg/dL）以上に対して、晶質液30mL/kgの急速輸液負荷を行う。
・急速輸液後も平均血圧＜65mmHgの低血圧が存在すれば、血管収縮薬を投与する。

出典：志馬伸朗. 敗血症診療の潮流. 救急・集中治療. 31(4), 2019, 1686-91. より改変

- 敗血症バンドルに沿って、晶質液の急速投与により輸液負荷をかけます。
- 急速投与では、晶質液（細胞外液）30mL/kg以上を3時間以内に投与します。

> （例）体重50kgの患者の場合
>   晶質液 50kg × 30mL/kg = 1,500mL
>   ▼
>   晶質液 1,500mL を3時間以内で投与します。

輸液時の注意点

- 輸液の急速投与を続けることで血圧を維持することはできますが、胸水貯留や肺水腫など呼吸管理への影響が出てきます。
- 腎機能が低下している患者さんには、輸液投与後に透析管理などが必要となります。
- 輸液必要性と輸液反応性の両方を意識して、過剰輸液を避けましょう。
- 目標量（30mL/kg以上の晶質液〔細胞外液〕）を3時間以内に投与しても循環動態が不安定な場合は、循環作動薬であるノルアドレナリンを投与する必要があります。

☑ 循環動態の評価ポイント

① 平均血圧（MAP）> 65mmHg を目指します。

- 平均血圧（mean arterial pressure；MAP）は、心臓以外の臓器灌流の決定因子です。
- 平均血圧＝拡張期血圧＋脈圧÷3で計算することができます（脈圧＝収縮期血圧－拡張期血圧）。
- 敗血症の場合は**平均血圧**が高すぎると不整脈などの合併症が増えますが、慢性高血圧患者では高めの設定で透析を減らせる可能性があります。

② 乳酸値（Lac）の改善が見られます。

- 細胞まで正常に酸素を届けることができている場合、乳酸はつくられません。
- 何らかの病態で細胞まで酸素を届けることができない場合は、酸素を使わずグルコースを分解し2個のATPをつくり、その分解産物として乳酸ができます。
- 乳酸値（Lac）は、「循環動態が不安定である」ということを示す指標になります。
- このことから、乳酸値（Lac）の改善（減少）により、「循環動態が安定している」ということができます。

乳酸値（Lac）が上昇する仕組み

細胞はエネルギー源として糖質や
脂質を分解してATPをつくる。

酸素があるとき　*好気呼吸*
38個のATPができる！

酸素がないとき　*嫌気呼吸*
1個のグルコースから2個のATP…

分解産物として乳酸が2つ…

※ATP：アデノシン三リン酸（adenosine
triphosphate）。各細胞の電解質の能動
輸送のエネルギーとして使用される。
ATPが不足すれば細胞は活動が行えず、
壊死に至る。

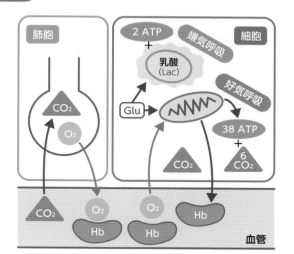

乳酸値(Lac)が2mmol/L未満に
なるように管理しよう！

❸ 超音波を用いて、心臓や下大静脈を評価します。

MEMO

113

4 慢性腎不全への輸液療法

慢性腎不全では、輸液を投与しすぎないように管理します。輸液時は、カリウムを含まない輸液製剤（1号液）を使用するとともに、血清カリウム値が上がらないように気をつけます。

Point

➡ 透析患者では排泄ができないこともあるため、溢水に注意します。

➡ 輸液によって血清カリウム値が上がらないように、気をつけます。

➡ 輸液時は、カリウムを含まない輸液製剤（1号液）を使用します。

慢性腎不全患者の主な症状と経過

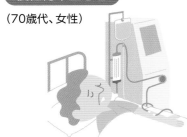

慢性腎不全患者

（70歳代、女性）

- 慢性腎不全で血液透析をしていました。
- 軽度の肺炎で、入院となりました。
- 抗菌薬を投与するために、輸液の指示が出ました。

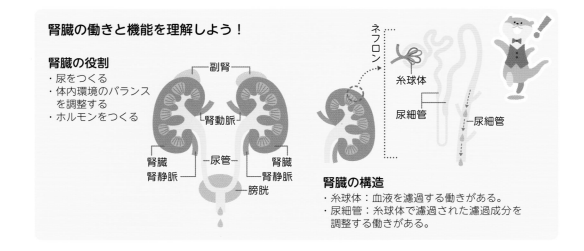

腎臓の働きと機能を理解しよう！

腎臓の役割
・尿をつくる
・体内環境のバランスを調整する
・ホルモンをつくる

副腎　腎動脈　腎臓　腎静脈　尿管　腎臓　腎静脈　膀胱

ネフロン　糸球体　尿細管　尿細管

腎臓の構造
・糸球体：血液を濾過する働きがある。
・尿細管：糸球体で濾過された濾過成分を調整する働きがある。

慢性腎不全とは？

- 腎機能が慢性的に低下しているのが、慢性腎不全です。
- 腎機能の低下とは、糸球体濾過量（glomerular filtration rate；GFR）の低下を意味します。

正常な腎臓　　　　慢性腎不全

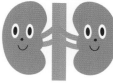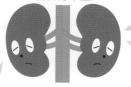

体液量の調節	▶	浮腫、肺水腫
電解質の調節	▶	電高カリウム血症
酸塩基平衡	▶	代謝性アシドーシス
老廃物の排泄	▶	尿毒症
内分泌機能	▶	腎性貧血、慢性腎臓病に伴う骨・ミネラル代謝異常(CKD-MBD)

輸液療法の考え方

- 透析を行っている慢性腎不全患者では、カリウムの排泄障害があるため、カリウムを含まない**1号液**を使用します。
- 投与量の目安としては、不感蒸泄を補う程度（**成人の不感蒸泄：700mL/日**）の0.5〜1.0Lとされています。

1号液

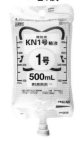

（画像提供：大塚製薬）

投与速度は20〜40mL/時で指示されることが多いです。

輸液時の注意点

- 透析患者は腎機能が低下していることから、輸液を入れても水分を排泄できないため、投与しすぎないように管理します。
- 輸液を投与しすぎると**溢水**が起き、呼吸困難や酸素化不良をきたすため、気をつけましょう。
- カリウムの排泄障害による高カリウム血症には、注意が必要です。透析患者では、カリウム値をチェックしていきましょう。

溢水とは？

水が体内に過剰に貯留している状態を溢水と呼びます。体が溢水状態にある場合には、過剰な水は血管外（細胞内・間質内）にも血管内にも分布しています。とくに、間質に水が過剰に貯留すると、臨床では「浮腫」と認識されます。水は重力の影響で、上肢や体幹の間質よりも下肢の間質により多く貯留するため、浮腫は下肢でよく見られます。

5 脱水（低ナトリウム血症）への輸液療法

脱水では、水分とナトリウムのどちらが欠乏しているかを見極めたうえで、輸液投与を行います。急激なナトリウム補正を行うと浸透圧性脱髄症候群になることもあるため、注意します。

Point

➡ 脱水では、高張性（水欠乏性）、低張性（ナトリウム欠乏性）、等張性（混合性）のどの分類かを見極めます。

➡ 急激なナトリウム補正により浸透圧性脱髄症候群にならないよう、注意します。

➡ ナトリウム補正中は、意識レベルが低下しないように気をつけます。

脱水（低ナトリウム血症）患者の主な症状と経過

脱水患者

（80歳代、男性）

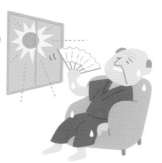

- ●暑い日に、脱力感の主訴で来院しました。
- ●低ナトリウム血症を認め、入院しました。
- ●入院後、ナトリウム補正の指示が出ました。

脱水とは？

- ●脱水とは、全身の体液量が減少している状態です。

脱水の種類

高張性脱水 （水欠乏性脱水）	低張性脱水 （ナトリウム欠乏性脱水）	等張性脱水 （混合性脱水）
主に水分が欠乏した状態であり、細胞内液が細胞外液に移動し、循環血液量を保とうとする働きで起こります。	水分よりナトリウムが欠乏した状態で、細胞外液が著しく減少しています。高齢者では、腎臓でのナトリウム保持能が低下しているため、発症しやすいです。	水分とナトリウムが同時に失われた状態です。

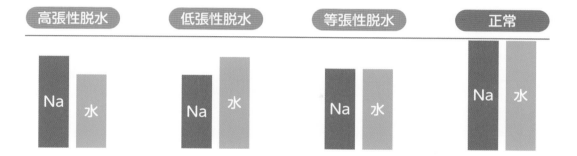

| 高張性脱水 | 低張性脱水 | 等張性脱水 | 正常 |

輸液療法の考え方

- ●ナトリウム補正では、急性であれば10mEq/日、慢性であれば8mEq/日の補正にとどめることを目標にします。

ナトリウム補正の指示が出たら、医師とナトリウム補正のスピードの目標を共有しましょう。血液検査の結果が出たら、輸液速度を変更するかどうかなど、医師の指示を確認しましょう。

輸液時の注意点

- ●輸液時には、浸透圧性脱髄症候群にならないように気をつけます。
- ●ナトリウム濃度が低いからといって、**ナトリウムをたくさん投与すればよいということではありません。**
- ●急激なナトリウム補正により浸透圧性脱髄症候群のリスクが高くなるため、注意します。

急激なナトリウム補正は危険！

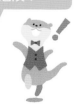

☑ 低ナトリウム血症の症状

- ●血清Na濃度＜130mEq/L：脳圧亢進による症状（頭痛、嘔吐、食欲不振）
- ●血清Na濃度＜120mEq/L：全身倦怠感、見当識障害、傾眠、けいれん、昏睡など

☑ 浸透圧性脱髄症候群

原因

- ●低ナトリウム血症の急激な補正により脳細胞内外が相対的に高張になり、細胞内水分が細胞外へ移行して脳細胞が萎縮することから起こります。

低ナトリウム血症の意識レベルは、経時的に評価して、記録に残しましょう。状態悪化や合併症の出現に早期に気づけます。

症状

- ●けいれん、構音障害、意識レベルの低下、強直性四肢麻痺、仮性球麻痺などがあります。

6 消化管出血（循環血液量減少）への輸液療法

消化管から出血し循環血液量が減少する消化管出血では、輸液に細胞外液、膠質液（人工膠質液・輸血）などを使用します。出血量の推定では、ショックインデックスを用います。

Point

➡ 輸液では、まず細胞外液を使用する。

➡ 細胞外液に反応しなければ、膠質液（人工膠質液・輸血）を使用する。

➡ ショックインデックスで、おおよその出血量を推定する。

消化管出血（循環血液量減少）患者の主な症状と経過

消化管出血患者

(60歳代、男性の場合)

- 吐血をしたときは、窒息に注意します。
- すぐにバイタルサインを確認します。
- 輸液ラインがなければ、すぐに刺入します。
- ショックや急変の場合、輸液の滴下速度を上げるために8〜20Gの太い針を使用し、可能であれば静脈路を2本確保します。

消化管出血とは？

- 消化管から出血することであり、循環血液量が減少します。

主な症状

- 吐血：上部消化管からの出血。
- 下血：上部消化管出血による黒い便。
- 血便：下部消化管出血による赤い便。

☑治療

- 食道・胃・十二指腸からの出血に対して施行します。
- 高周波止血鉗子による熱凝固法や、機械的止血法などで止血します。
- 鎮静で行わない場合は、患者さんの苦痛も強くなるため、患者さんがリラックスできるように声をかけていきます。タッチングなども有効です。

- 血便に対して行われます。こちらも、高周波止血鉗子による熱凝固法や機械的止血法などで止血します。
- 医師の指示で、腹部圧迫をすることもあります。そうすることで、スコープの挿入を容易にして、患者さんの負担を軽減することができます。

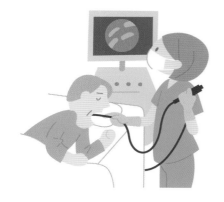

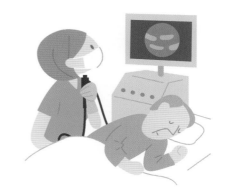

輸液療法の考え方

- **細胞外液**（乳酸リンゲル液・酢酸リンゲル液）を投与します。
- **1,000～2,000mLを全開で投与し**、バイタルサインが改善するかどうかについて反応を見ます。
- 輸液に反応が乏しければ（バイタルサインが改善しなければ）、**輸血や膠質液の急速投与**を行う必要があります。

MEMO

....

....

....

....

主な輸液の種類

人工膠質液	2号液	3号液	4号液
浸透圧が高いため、血管内のみに留まる。循環血液量を補うことで、ショックからの離脱に使用される。	脱水補給液ともいわれ、ナトリウムとともにカリウムも投与したい脱水時に使用される。	生体が必要とする1日の水分量（体重50kgで2,000mL）をこの輸液製剤で投与すれば、生体が必要とするナトリウムやカリウム量が投与できるように工夫されており、維持輸液と呼ばれている。	ナトリウム投与は少なく、カリウム投与はゼロにしたいときに用いる。腎機能が未熟な新生児の術後に用いることがある。

| （画像提供：大塚製薬工業） | （画像提供：テルモ） | （画像提供：テルモ） | （画像提供：陽進堂） |

輸液時の注意点

- 消化管出血により循環血液量が減少しているため、まずは輸液を行い、出血した分を補います。基本的には、**細胞外液**を輸液します。
- 循環血液量の減少は出血で起きているため、もちろん「止血」することが重要です。輸液や輸血により、血圧を保ちながら内視鏡的止血術を行います。

細胞外液の輸液と止血を行います。

☑ 出血量の推定

- 循環血液量減少性ショックの初期評価には、**ショックインデックス**を用います。心拍数と収縮期血圧の値から求めます。

ショックインデックス（ショック指数）

	ClassⅠ（正常）	ClassⅡ（軽症）	ClassⅢ（中等症）	ClassⅣ（重症）
ショック指数（心拍数／収縮期血圧）	0.5	1.0	1.5	2.0
推定出血量(mL)	750未満	750〜1,500	1,500〜2,000	2,000以上
推定出血量(%)	15未満	15〜30	30〜40	40以上
心拍数(回／分)	100未満	100〜120	120〜140	140以上
収縮期血圧	正常	正常	低下	低下
症状・所見	なし／軽度の不安	頻脈、蒼白、冷汗	呼吸促迫、乏尿	意識障害・無尿

※ショック指数が0.5以上で「出血」、1.0以上で「出血性ショック」と判断する。

出典：American College of Surgeons: Advanced Trauma Life Support Course, Student Manual, 7th ed. : American College of Surgeons, Chicago, 2004. より改変

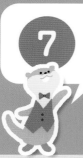

7 嘔吐・下痢（低カリウム血症）への輸液療法

嘔吐・下痢（低カリウム血症）では、血清カリウム値が急激に上昇すると致死性の不整脈や心停止の危険があります。そのため、輸液製剤を希釈して、輸液ポンプで慎重に投与します。

Point

➡ 急激な血清カリウム値の上昇は、致死性の不整脈や心停止の危険がある。

➡ カリウム製剤を生理食塩液で希釈して、輸液ポンプにより慎重に投与する。

➡ ボーラス投与とならないように、キット製剤を使って投与する。

嘔吐・下痢（低カリウム血症）患者の主な症状と経過

嘔吐・下痢患者

（40歳代、女性）

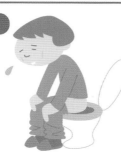

● 嘔吐・下痢による低カリウム血症で入院となりました。

● 医師からカリウム補正のための輸液の指示が出ました。

低カリウム血症とは？

● 体内の総カリウム貯蔵量の不足または喪失によって、血清カリウム値が3.5mEq/L未満となった状態です。

症状

● 3.0〜3.5mEq/L：症状はほぼなし

● 3.0mEq/L未満：消化器症状（食欲低下、便秘）、筋力低下、脱力テタニー

● 2.5mEq/L未満：四肢麻痺、呼吸筋麻痺、不整脈

低カリウム血症の患者さんを受け持つときは、致死的な不整脈（心室細動、心室粗動）に移行する可能性があるので、モニター心電図を装着するようにしましょう。

輸液療法の考え方

- 輸液製剤を希釈して、輸液ポンプで投与します。
- 基本的には、カリウム製剤の希釈には生理食塩液が使用されます。
- 生理食塩液以外の輸液では、輸液製剤にカリウムがどれくらい含まれているかを確認しながら、カリウムの20-40-100のルールから外れないように投与します。

カリウムの20-40-100のルール

投与速度	20mEq/時以下
希釈濃度	40mEq/L以下（末梢静脈）
1日投与量	100mEq/日

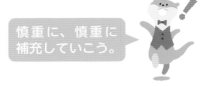

慎重に、慎重に補充していこう。

輸液時の注意点

- 急激な血清カリウム値の上昇は、致死性の不整脈や心停止の危険があります。

安全に投与するための注意点

- アンプル製剤ではボーラス投与となってしまう可能性があるため、キット製剤を使います。

キット製剤	アンプル製剤
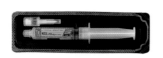	
（画像提供：テルモ）	（画像提供：大塚製薬）

アンプル製剤	キット製剤
・KCL補正液1mEq/mL ・K.C.L.点滴液15% ・アスパラカリウム注10mEq ・L-アスパラギン酸K点滴静注液10mEq「タイヨー」 ・L-アスパラギン酸カリウム点滴静注液10mEq「日新」 ・アスパラ注射液 など	・KCL注10mEqキット「テルモ」 ・KCL注20mEqキット「テルモ」 ・KCL補正液キット20mEq ・アスパラギン酸カリウム注10mEqキット「テルモ」 ・リン酸2カリウム注20mEqキット「テルモ」など

MEMO

● カリウム製剤は、黄色く着色されているものと無色のものがあります。準備時には、**「カリウム製剤は黄色」と思い込まないように気をつけて、**指示と混注内容を確認します。

黄色	無色
• KCL注10mEqキット「テルモ」 • KCL注20mEqキット「テルモ」 • KCL補正液1mEq/mL • KCL補正液キット20mEq • K.C.L.点滴液15% • アスパラギン酸カリウム注10mEqキット「テルモ」など	• アスパラカリウム注10mEq • L-アスパラギン酸K点滴静注液10mEq「タイヨー」 • L-アスパラギン酸カリウム点滴静注液10mEq「日新」 • アスパラ注射液 • リン酸2カリウム注20mEqキット「テルモ」など

無色のカリウム製剤もあります。

黄色のカリウムはビタミンB_2で着色しています。栄養として入っているわけではないので、遮光袋は不要です。

MEMO

参考文献

1) 北別府孝輔編. もっとわかるナースのための 急性期（ICU・救急）の輸液. 東京, 照林社, 2023.

2) 急性膵炎診療ガイドライン2021改訂出版委員会編. 急性膵炎診療ガイドライン2021. 第5版. 東京, 金原出版, 2021.

3) 日本赤十字社和歌山医療センター看護部編. 先輩ナースの書きこみがぜんぶのってる! コツぶっくす輸液. 大阪, メディカ出版, 2021.

4) 坂本壮ほか編. 救急外来, ここだけの話. 東京, 医学書院, 2021.

5) 日本版敗血症診療ガイドライン2020特別委員会. 日本版敗血症診療ガイドライン2020. 日本集中治療医学会雑誌. 28 (Suppl), 2021, S1-S411.

6) 志馬伸朗. 敗血症診療の潮流. 救急・集中治療. 31 (4), 2019, 1686-91.

7) 飯田薫子ほか監. 一生役立つ きちんとわかる栄養学. 東京, 西東社, 2019.

8) 亀田徹編. 内科救急で使える! Point-of-Care超音波ベーシックス ［Web動画付］. 東京, 医学書院, 2019.

9) 医療情報科学研究所編. 病気がみえるvol.4：呼吸器. 第3版. 東京, メディックメディア, 2018.

10) 志馬伸朗編. 救急・ICUの頻用薬を使いこなせ! レジデントノート増刊. 東京, 羊土社, 2018.

11) 京都大学医学部附属病院看護部編. 続 IVナース認定プログラム アドバンス編. 東京, サイオ出版, 2018.

12) 吉本昭編. なんとなくわかる敗血症：ナースのための疾患はてなBOOK. 大阪, メディカ出版, 2017.

13) 渡辺朔太郎編. ナースが書いた 看護に活かせる輸液ノート. 東京, 照林社, 2017.

14) 京都大学医学部附属病院看護部編. IVナース認定プログラム 技能認定テキスト. 東京, サイオ出版, 2017.

15) 日本医療機能評価機構. 共有すべき医療事故情報「三方活栓使用時の閉塞や接続外れ等に関する事例」（第11回報告書）について. https://www.med-safe.jp/pdf/report_2014_4_R002.pdf（2024年1月閲覧）

16) 畑啓昭ほか編. 原則から処方の具体例までわかる 輸液のコツとポイント. 東京, 文光堂, 2012.

17) 矢野邦夫監訳. 血管内留置カテーテル由来感染の予防のためのCDCガイドライン2011. https://www.info-cdcwatch.jp/views/pdf/CDC_guideline2011.pdf（2024年1月閲覧）

18) 大阪労災病院看護部. はじめての輸液. 大阪, メディカ出版, 2006.

索引

著者紹介

中田徹朗 （なかた・てつろう）

宝塚市立病院 救急医療センター 副師長／
クリティカルケア認定看護師、日本DMAT（災害派遣医療チーム）隊員、
特定行為研修修了

2005年3月	呉大学（現 広島文化学園）看護学部看護学科 卒業
2013年	日本DMAT隊員資格 取得
2014年	救急看護認定看護師資格 取得
2018年	自治医科大学 看護師特定行為研修センター
	特定行為研修 5区分 修了
	呼吸器（気道確保に係るもの）関連
	呼吸器（人工呼吸器療法に係るもの）関連
	動脈血ガス分析関連
	栄養及び水分管理に係る薬剤投与関連
	循環動態に係る薬剤投与関連
2021年5月	クリティカルケア認定看護師 取得

瀧澤紘輝 （たきざわ・ひろき）

神戸市立西神戸医療センター 救急病棟 主任／救急看護認定看護師

2007年3月	神戸市医師会看護専門学校 第一看護学科 卒業
2014年	救急看護認定看護師資格 取得

輸液はじめて BOOK －ホップ・ステップ・パーフェクト！

2024年3月1日発行　第1版第1刷

著　者　　中田 徹朗・瀧澤 紘輝

発行者　　長谷川 翔

発行所　　株式会社メディカ出版
　　　　　〒532-8588
　　　　　大阪市淀川区宮原3-4-30
　　　　　ニッセイ新大阪ビル16F
　　　　　https://www.medica.co.jp/

編集担当　渥美史生

編集協力　芹田雅子・加藤明子

装幀・組版　イボルブデザインワーク

イラスト　ニガキ恵子

印刷・製本　株式会社シナノ パブリッシング プレス

ISBN978-4-8404-8461-9　　　　　　　　　　　　　　　　Printed and bound in Japan

当社出版物に関する各種お問い合わせ先（受付時間：平日9：00〜17：00）
●編集内容については、編集局 06-6398-5048
●ご注文・不良品（乱丁・落丁）については、お客様センター 0120-276-115